中国营养学会编著

营养科普系列丛书

总 主 编 **葛可佑**

副总主编 **苏宜香 杨月欣**

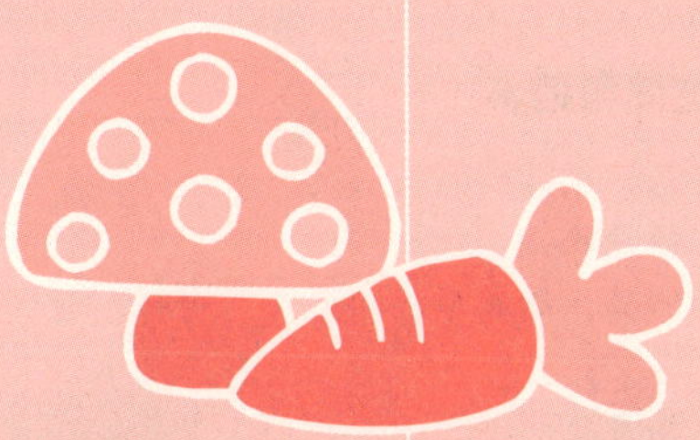

宝贝营养

苏宜香 主编

陈超刚 叶艳彬 钱兴国 苏宜香 编者

北京大学医学出版社

分册主编和编者

□《食物的营养秘密》

主编　杨月欣

编者　何梅、周瑞华、徐爱萍、付婷、付佳、杨月欣

□《营养素的故事》

主编　杨月欣

编者　刘静、徐祺寿、肖荣、黄国伟、李勇、杨月欣

□《厨房营养直通车》

主编　易国勤

编者　朱建如、宋毅、龚晨睿、易国勤

□《我的平衡膳食》

主编　翟凤英

编者　于冬梅、李园、张继国、杜文雯、樊朝阳、郭海军、翟凤英

■《宝贝营养》

主编　苏宜香

编者　陈超刚、叶艳彬、钱兴国、苏宜香

□《成长的营养》

主编　马冠生、胡小琪

编者　李林中、杜松明、马冠生、胡小琪

□《做健康美丽女人》

主编　韩萍

编者　韩萍、裴兰英

□《老年营养话题》

主编　徐超

编者　周波、周芸、王松涛、刘艳、徐超

□《运动与营养》

主编　常翠青

编者　伊木清、李世成、魏守刚、崔玉鹏、常翠青

□《常见病的饮食营养调理》

主编　李淑媛

编者　康宇、李淑媛

序

改革开放30年来，随着社会经济的快速发展，我国居民生活富裕、食物丰富，营养状况有了较大提高。与此同时，和饮食营养相关的一些慢性病如高血压、血脂异常、糖尿病等的发病率正在迅速地增长。如何在改善物质生活的同时保障好国民身体健康，是全面建设小康社会，促进国家和谐发展的重要课题。

近年来，消费者自我保健意识逐步增强，对营养知识的需求显著增加；各界宣传营养知识的力度加强，报刊、杂志和电台、电视台不断推出一些营养科普内容。但是，并非所有的宣传资料都有充分的科学依据，有些宣讲甚至片面夸大某些食物的优点或缺点，传播一些违反科学原理的说法，以至于误导群众或造成群众无所适从的混乱局面。

中国营养学会，作为汇集广大中国营养科技工作者的学术团体，长期坚持将营养科学知识传播给消费者，努力帮助他们在享受美味饮食的同时避免营养不足或营养过度的危害，从而维护身体的健康。

为了更好地帮助消费者学习营养知识，增强科学地选择食物及合理安排膳食的能力，中国营养学会邀请各方专家编写了这一套《营养科普系列丛书》。丛书包括《营养素的故事》、《宝贝营养》、《厨房营养直通车》等10本分册，涵盖营养科学实践的各个方面。每一分册则集中讨论饮食营养的某个重点侧面，或关注某类人群的膳食营养问题，适用性较强。

该丛书由中国营养学会科普工作委员会的资深营养工作者主笔，以推广营养科学知识和健康生活理念为宗旨，以生活中经常遇到的实际问题为中心，并有针对性地对若干使消费者困惑的说法进行了澄清。相信这套丛书的出版对正确宣传营养知识，引导群众安排平衡膳食，合理摄取营养，预防膳食相关疾病，维护身体健康一定会发挥积极的作用。

2008年9月

前　言

作为人类生命的起点和发展阶段，胎儿、婴儿、幼儿的营养受到专家、医生和家长的特别重视。这是因为营养是生命发生、发展的物质基础。如果说生命是一个乐章，那生命的起始是这一乐章中第一个跳动的、最美妙的音符。处于生命起始阶段的胎儿、婴儿和幼儿在生理上存在许多与成人不同的特点，需要我们去了解、认识，更需要我们用科学喂养去呵护和关怀。

随着20世纪医学和营养学的发展，人类征服了各种营养缺乏病，提高了人类健康水平和生存质量。但随着经济发展、工业化和城市化进程的快速推进，威胁人类健康的疾病谱正在发生根本性的改变。营养，尤其是生命起始阶段的营养对一生的健康和远离各种慢性病发挥着举足轻重的作用。2006年，在联合国的一次营养会议上有专家提出，“生命起始至出生后 2 岁期间，均衡营养是预防成年慢性病的机遇窗口”。“健康”、“良好的生活质量”成为人人追求的目标，而生命起始阶段的营养科学成为通向这一目标。

本书结合胎儿、婴儿、幼儿各时期的发育特点，从营养学基础理论出发，以营养和喂养相关的热点问题为切入点展开问答式讲述。本书分为孕妇、乳母、婴儿和幼儿共4篇，每篇又包括各人群生理及生长发育特点，营养需要，营养、喂养或膳食习俗等热点问题剖析等各个方面，共阐述和解答了223个相关问题。

本书邀请在营养学和儿科学上颇有造诣及临床工作第一线专家撰写，全书在普及科学知识的基础上，强调了营养实践，具有通俗易读和可以操作的特点。

科学的发展日新月异，永无止境。而人的认知总是有限，因此本书难免有疏漏或不当之处，祈请广大读者不吝赐教。

苏宜香

2008年9月

目 录

Contents

第一篇 孕期营养

孕期妇女生理和代谢的改变

孕期妇女的营养需要

孕期妇女的膳食

孕期营养热点剖析

第二篇 哺乳妈妈的营养

哺乳妈妈的生理和代谢改变

哺乳妈妈的营养需要

哺乳妈妈的膳食

母乳喂养

人工喂养

辅食添加

婴儿营养热点话题剖析

第四篇　幼儿篇（1~3岁幼儿的营养）

幼儿生长发育的特点和规律

幼儿的营养需要

幼儿的膳食

幼儿良好膳食习惯的培养

幼儿营养热点话题剖析

幼儿常见健康问题及防治

第一篇　孕期营养

孕期妇女生理和代谢的改变

①胎儿是如何形成和长大的？

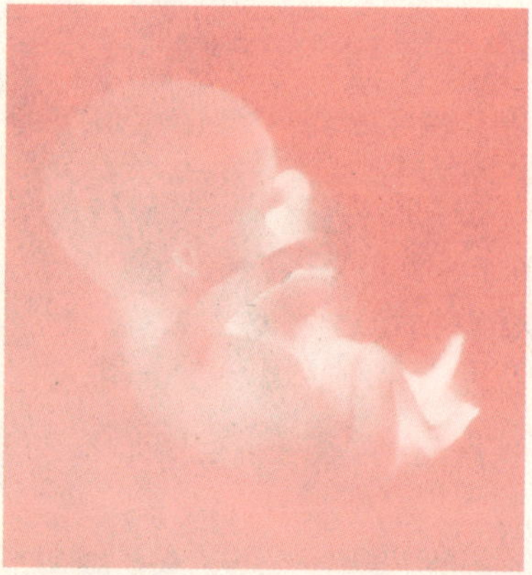
胎儿的生长有一定的规律

一对夫妇相爱结婚，提供了精子和卵子结合的机会，一旦精子和卵子结合形成受精卵，新的生命就开始了。受精卵会在母体的子宫内种植，最初2周受精卵细胞不断分裂长大，称为胚卵期。在孕2~8周内各系统组织器官迅速分化和发育，形成胎儿基本结构，此期称为胚胎期，是人类生命发育的重要时期。此期，各种不利因素的影响可影响胎儿各器官的正常分化，从而造成流产或各种畸形，如此时叶酸缺乏可以引起胎儿的神经管畸形。因此胎儿（其实是孕妇）的营养和保健必须从围孕期，即计划（或准备）怀孕时就开始。从孕9周起到出生都称为胎儿期，以组织与器官的迅速生长和功能日趋成熟为主要特点。

临床上将妊娠全过程分为3个时期：①妊娠早期：从受精卵形成至满12周，胎儿在此期末基本形成，可分辨出外生殖器；②妊娠中期：自13周至满28周，此期胎儿各器官迅速成长，功能也渐成熟，但在20周前体重＜500g，肺未发育好，如早产不能成活；从20周至28周胎儿肺泡逐渐发育，28周后体重约1 000g，早产者大多可存活；③妊娠末期：自满28周至42周，此期胎儿以肌肉发育和脂肪积累为主，体重增加快。

②为什么胎儿期营养与一生的健康有关？

与人类生命的其他时期不同，胎儿期在母体子宫内生活，完全依赖母体通过胎盘转运提供生命和生长发育必需的物质，如氧气、水分和各种营养物质。经过280天，将一个肉眼看不见的受精卵孕育成体重约3.2kg的新生儿。因此，胎儿的营养实际上是依靠孕妇的营养。大量的研究证实，生命早期的营养及与营养相关的生长发育状况对成年期健康将产生重要的影响。宫内生长发育迟缓（低出生体重）或宫内过度生长（过大胎儿）与成年期肥胖、2型糖尿病及心脑血管疾病的发生均有关。因此，胎儿期的合理营养目前已受到特别的关注。近几十年来，对孕期营养需要量的研究以及孕期营养干预的实践结果均表明，母体营养对妊娠结局将产生直接的至关重要的影响，营养不良孕妇的营养改善能理想地改善妊娠结果，并维持母体的健康。无论在发展中国家还是发达国家早产率、低出生体重率、出生缺陷率及其他妊娠合并症发生率仍然很高，表明孕期营养仍值得特别关注。

3 孕妇的内分泌系统有哪些改变？

孕期内分泌系统的主要改变是与妊娠相关激素水平的变化。随妊娠时间的增加，胎盘增大，母体内雌激素、孕激素及胎盘激素的水平也相应升高，尤其是催乳素的分泌在妊娠7周时开始增多， 妊娠期持续升高，高峰时可达150μg/L，为非孕妇女的10倍。催乳素与生长激素结构类似，可刺激胎盘和胎儿的生长以及乳腺的发育和分泌；催乳激素可刺激母体脂肪分解，提高母体血液中游离脂肪酸和甘油的浓度，通过糖异生使更多的葡萄糖运送至胎儿，在维持营养物质由母体向胎儿转运中发挥重要作用。因此认为，催乳素是通过母体促进胎儿发育的重要“代谢调节因子”。

血清雌二醇浓度在妊娠初期开始升高。促肾上腺皮质激素水平升高，刺激胎儿肾上腺产生硫酸脱氢异雄酮，并通过胎盘转化成雌二醇。雌二醇为分娩作准备。此外，雌二醇还能调节碳水化合物和脂类代谢，增加母体骨骼更新率。

4 孕期消化系统和功能有哪些改变？

妊娠期受高水平雌激素的影响，齿龈肥厚，易发生齿龈炎、牙龈出血、牙齿松动及龋齿。受孕酮分泌增加的影响可出现一系列消化系统功能的变化，胃肠道平滑肌细胞松弛、张力减弱、蠕动减慢，胃排空及食物在肠道停留时间延长，孕妇易出现饱胀感以及便秘；孕期消化液和消化酶（如胃酸和胃蛋白酶）分泌减少，易出现消化不良；由于贲门括约肌松弛，胃内容物可逆流入食管下部，引起反胃；以上种种消化道功能的改变导致孕妇出现以消化道症状为主的早孕反应，如恶心、呕吐、食欲下降等。此外，由于胆囊排空时间延长，胆道平滑肌松弛，胆汁变黏稠、淤积，易诱发胆石病。孕12周后，早孕反应开始减轻甚至消失。

另一方面，消化系统功能的上述改变，延长了食物在肠道停留时间，使一些营养素，如钙、铁、维生素B_{12}及叶酸等的肠道吸收量增加，与孕妇、胎儿对营养素的需要增加相适应。

5 孕期为什么会有生理性贫血？

为保证胎儿的血液供应，孕期血浆容积、红细胞及血红蛋白均有不同程度的增加。血浆容积最大增加量为50%，约1.3~1.5L；与此同时，红细胞和血红蛋白的量也增加，至分娩时达最大值，增加量约20%。血浆容积和红细胞增加程度的不一致性，导致血红蛋白浓度下降约20%，红细胞压积下降约15%，导致血液的相对稀释，称为孕期生理性贫血。为此，世界卫生组织建议，孕早期和孕末期贫血的界定值是≤110g/L，孕中期是≤105g/L。

6 孕期体重增加有哪些规律？

孕期增加体重约12.5kg，包括：第一为妊娠的产物，如胎儿、胎盘和羊水，总增加量为4.75kg；第二是母体乳腺、子宫等组织的增长，以及血液和细胞外液的增加，总增加量为3.75kg；第三是为泌乳而储备的脂肪，约4kg。其中胎儿、胎盘、羊水、增加的血浆容量及增大的乳腺和子宫称为必要性体重增加。发达国家孕妇孕期必要性体重增加约为7.5kg，发展中国家约为6kg。妊娠各期平均每周增重推荐值如下：孕0~10周共增加0.65kg，10~20周为每周0.335kg，20~30周为每周0.45kg，30~40周为每周0.335kg。

孕期约有4kg的脂肪储存，孕10~30周，即胎儿快速增长之前是孕妇体脂增加最快的时期。孕30周后，胎儿仍快速生长，而体脂的增加趋于缓慢。孕期体脂的增加是孕末期或产后泌乳所需能量的储备，对泌乳是极为必要的。孕期脂肪储存的部位集中在腹部、背部、大腿上部。

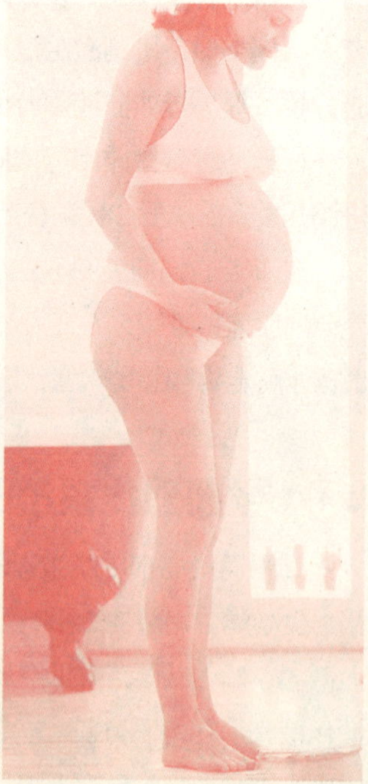

随着胎儿长大，体重也在变化

7 母体和胎儿糖代谢有哪些改变？

胎儿组织中脂肪酸氧化酶活力极低，很少能利用脂肪供能，葡萄糖几乎成为胎儿能量的唯一来源。母体内的葡萄糖以易化扩散方式进入胎盘，其中46%被胎儿作为能量利用，其余部分在胎盘中合成糖原作为能量储存。孕早期，胎儿的肝脏尚未开始发挥作用，需要通过胎盘的糖酵解酶，将储存的糖原转变成葡萄糖再供给胎儿。怀孕早期的妊娠反应常使孕妇处于饥饿状态，尤其是严重孕吐者不能摄取足够的碳水化合物，为了节省葡萄糖以满足胎儿的需要，母体不得不动员脂肪来供给能量，并因此可出现酮症酸中毒。酮体可通过胎盘进入胎儿体内，影响和损伤早期胎儿神经系统的发育。故孕早期必须保证每日摄取碳水化合物不低于150克，除保障胎儿的能量需要外，也可避免酮症酸中毒对胎儿神经系统的不良影响。对那些严重呕吐、完全不能进食者，需在医生指导下，通过静脉补充葡萄糖和电解质。

8 为什么绝大多数妇女，孕早期发生孕吐？

怀孕早期，孕妇体内激素变化，可引起消化系统和功能发生改变，如胃肠平滑肌张力降低、贲门括约肌松弛、胃内酸性内容物可反流至食管下部产生“烧心”感；胃酸及胃蛋白酶分泌减少，胃排空时间延长，肠蠕动减慢，孕妇易出现以恶心、呕吐、食欲下降等消化系统症状为主的妊娠反应。呕吐严重者可引起体内水及电解质丢失及紊乱。因孕吐不能进食者，易出现体内脂肪分解，导致酮症酸中毒，影响胎儿神经系统的发育。另一方面，消化系统功能的上述改变，延长了食物在肠道停留时间，使一些营养素，如钙、铁、维生素B_{12}及叶酸等的肠道吸收量增加，与孕期对营养素的需要增加相适应。妊娠反应一般从孕第5周或第6周开始，绝大多数不用特殊的药物治疗，持续到妊娠第10周时早孕反应症状大多可自行消失。

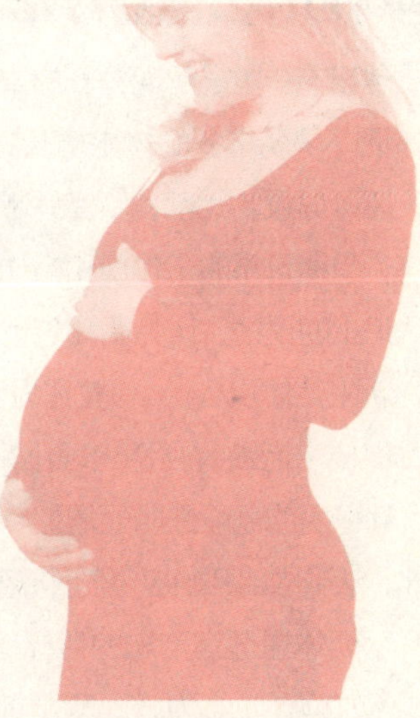
孕早期营养不容忽视

⑨ 为什么孕早期的营养非常重要?

尽管孕早期胎儿生长速度缓慢，所需能量和营养不多，但胎儿的细胞分化、器官和系统发育主要发生于孕早期，胚胎发育、胚层分化以及器官形成易受营养素缺乏的影响，如叶酸、锌、铜等微量营养素缺乏可导致胎儿畸形的发生，而B族维生素缺乏可加重妊娠反应，因而孕早期的营养也就特别重要。

由于早孕反应，使大多数孕妇无法正常摄入食物，严重者甚至完全不能进食，要确保摄入充足的富含维生素和矿物质的食物常常成为难题。孕早期有必要注意维生素和矿物质的补充和膳食调配，让孕妇尽可能多地摄入食物，尤其是富含维生素和矿物质的蔬菜和水果，完全不能摄入者，宜补充维生素和矿物质的复合制剂。此外，为保证胎儿脑发育的能量需求，孕早期妇女宜尽可能摄入不低于150克的碳水化合物，以避免酮症酸中毒发生而对胎儿脑发育造成不良影响。

⑩ 为什么需要经常监测孕期的体重变化?

孕妇的体重是孕期营养的重要标志，适宜的体重增加是孕育一个正常、健康的宝宝的基本保证。孕期过多的体重增长将增加难产的危险；而孕期体重增长过少，除影响母体健康外，还可导致胎儿营养不良并影响其后天健康。当前由于生活条件的改善，独生子女政策的推广，孕期日常的工作量和活动量比以前减少，致使孕期能量摄入与消耗失衡，加上多数居民认识上的误区，认为胎儿越重越好，使肥胖孕妇及巨大儿出生率持续增多。

新生儿体重＞4.0kg被称为巨大儿，属于病理性体重，容易发生产后低血糖等各种并发症，即使产后没有立即表现出来，也会使成年后继发肥胖、高血脂、高血压、心脑血管疾病、糖尿病的危险性明显增加。孕期母亲体重增长过多也是胎儿出生体重过高的决定因素。因此，从孕中期开始应每周称量和记录体重，根据体重的增加调整食物摄入量。

孕期体重适宜增加的目标值因孕前体重而异。①孕前体重超过标准体重20%的，孕期体重增加以7~8kg为宜，因孕前体重超过正常，孕期只需考虑必要性体重增加，孕中期开始每周体重增加不宜超过300g。②孕前体重正常，孕期体重增加的适宜值为12kg，孕中期开始每周体重增加为400g。③孕前体重低于标准体重10%的，孕期体重增加的目标值为14~15kg，孕中期开始周体重增加为500g。

孕期妇女的营养需要

11 孕期需要增加多少能量？

与没有怀孕时相比，孕期的能量需要还包括胎儿及母体生殖器官的生长发育以及母体用于产后泌乳的脂肪储备。根据孕期妇女新增组织成分的分析、孕期活动能量消耗以及静止状态下的新陈代谢进行估算，正常妇女孕期应额外增加能量摄入约80 000kcal（334.7MJ），这80 000kcal的能量是孕期母体增重12.5kg和新生儿体重3.3kg的能量基础。1985年，WHO对上述建议值进行了修订，孕期能量增加建议值为每日250kcal（1 046KJ）。1996年，再次修订孕期日均增加值为200kcal（836.6KJ）。20世纪80年代，中国妇幼营养研究者对中国孕妇能量消耗和需要量进行了大量的调查研究，提出孕妇在非孕基础上每日增加200kcal（836.8KJ）的能量是适宜的。2000年《中国居民膳食营养素参考摄入量》再次推荐孕中末期能量摄入应在非孕基础上每日增加200kcal。

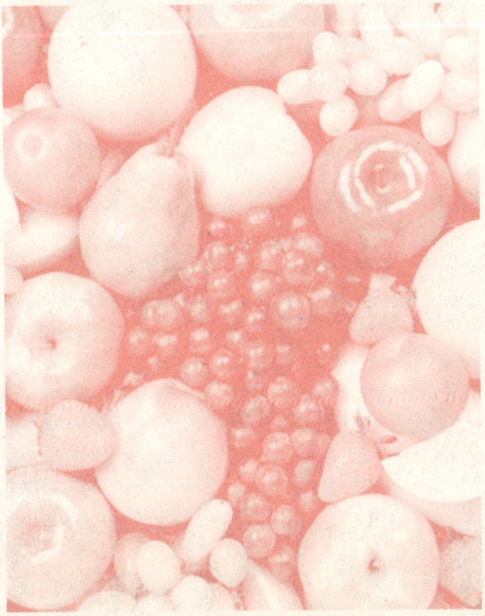
孕期，特别是在孕中、末期应适当增加能量

低体重的妇女在孕期摄入较高的能量，能够改善新生儿的体重和身长，减少死婴和围生期死亡率。而较高体重的个体摄入较高的能量可导致母体储存更多的脂肪。由于孕期对营养素需要的增加大于对能量需要的增加，通过增加食物摄入量以增加营养素摄入极易引起体重的过多增长。因此，孕期膳食的推荐极为重要。

12 孕期需要增加多少蛋白质？

妊娠期间，胎儿、胎盘、羊水、血容量增加及母体子宫、乳房等组织的生长发育约需925g蛋白质。有美国专家以蛋白质的利用率为70%估计，孕末期每日需增加蛋白质8.5g，再考虑个体差异，蛋白质增加的变异系数约15%，孕期蛋白质供给增加的推荐值为10g/d，基本可满足健康妇女孕期对蛋白质的需要。在美国，孕期妇女膳食平均提供70g/d的蛋白质，被认为可满足孕期蛋白质理论需要量。在我国，传统居民膳食及推荐的居民膳食仍以谷类为主，谷类蛋白质的利用率通常较低，2000年《中国居民膳食营养素参考摄入量》建议孕期膳食蛋白质增加值孕早、中、晚期分别为5g/d、15g/d、20g/d。有营养调查显示，我国城市孕期妇女蛋白质摄入量已经达到甚至超过了目前的参考值。

⑬ 孕期特别需要DHA吗?

大量的研究证实，DHA是细胞膜磷脂的主要结构脂肪酸，尤其在视网膜及中枢神经细胞膜中。一些动物实验显示，在脑发育期，膳食中缺乏n-3系长链多不饱和脂肪酸将影响胎、婴儿脑发育与视功能。

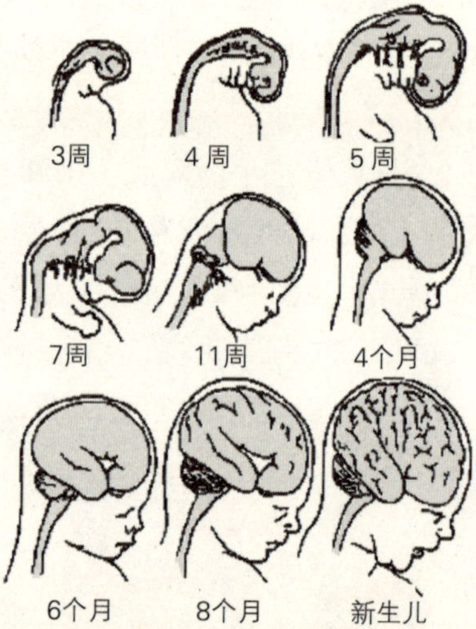

胎儿大脑的发育过程示意图

平均而言，胎儿期最后3个月每日DHA积聚量约40~60mg/kg，因此，有学者估计孕末期母体每日至少需要100mg的DHA。韩宏裕等研究发现，给予早产儿含有LA和ALA而未补充DHA和AA的配方奶，其红细胞和血浆中DHA和AA不能达到母乳喂养儿相当水平；也不能达到母乳喂养儿相当的头围、认知功能和视功能，但强化AA和DHA的配方奶粉能使早产儿红细胞和血浆中AA和DHA达到母乳喂养早产儿同等水平，并能促进早产儿的生长、大脑和视网膜发育，使之达到与母乳喂养早产儿相近的身长、体重和头围，以及相近的认知功能和视功能。此进一步表明孕末期妇女DHA摄入量、体内营养状况对胎儿DHA营养状况及脑、视功能发育的重要影响。

n-3系多不饱和脂肪酸DHA的母体是a-亚麻酸，n-6系多不饱和脂肪酸AA的母体是亚油酸，ALA和LA均不能在人体内合成，必须从食物中摄取。LA几乎存在于所有植物油中，而ALA仅存于大豆油、亚麻籽油、低芥酸菜籽油等少数油种。但DHA和EPA也存在于鱼、鱼油、虾和鸡蛋黄中。2000年《中国居民膳食营养素参考摄入量》推荐孕妇膳食脂肪供能百分比为20%~30%，其中饱和脂肪、单不饱和脂肪、多不饱和脂肪酸分别为<10%、10%和10%，多不饱和脂肪酸n-6与n-3的比值为（4~6）:1。

⑭ 为什么从计划怀孕开始就要补充叶酸？

补充叶酸，可以有效地预防因叶酸不足而导致的胎儿神经管畸形。经动物实验和人群流行病学研究表明，孕早期缺乏叶酸或使用叶酸拮抗剂（如堕胎剂、抗癫痫药）可引起死胎、流产、脑和神经管畸形。人体叶酸干预试验证实，孕早期，即胚胎神经管分化期叶酸的补充可有效地降低胎儿神经管畸形的发生。另一研究是给曾经生育过神经管畸形婴儿的母亲补充4.0mg/d的叶酸，结果表明，这种补充使下次妊娠时胎儿神经管畸形发生率减少了70%。

资料显示，我国胎儿神经管畸形发生率较高，北方高于南方，发生率分别为4.8/1 000和1.0/1 000。大量研究已经证实，胎儿神经管畸形的发生率与红细胞中叶酸的浓度呈反比。叶酸是维生素B族的一种，蕴含于各种绿叶蔬菜中，对于婴儿的先天发育具有极为重要的作用。中美科学家合作研究证实，妇女于孕前一个月至孕早期三个月内每日补充叶酸400微克，可有效地降低出生缺陷高危人群中神经管畸形的发生率，降低效果达到85%。整个怀孕过程中若叶酸缺乏，容易造成妊娠期高血压、自发性流产和胎儿宫内发育迟缓、早产以及新生儿低出生体重。

而现实情况却很让人担忧。据北京大学医学部与美国疾病控制与预防中心合作项目组的一项调查结果显示，我国育龄妇女膳食叶酸摄入量平均每天不足266微克，如减去烹调损失，实际摄入量不足200微克，远远低于推荐标准。专家指出，即使是营养良好的妇女，其体内叶酸含量也会随着妊娠进程不断降低，越到孕晚期叶酸缺乏状况越严重。由此可见，育龄妇女及孕妇在整个孕期有必要在医生的建议下，适量补充叶酸。

⑮ 为什么孕妇极易发生缺铁性贫血？

孕妇是贫血发生的高危人群，发生率在30%~80%之间。据美国疾病控制中心（CDC）对低收入妇女孕期营养调查提出的资料显示，孕妇在早、中、晚期缺铁性贫血患病率分别为10%、14%和33%。已有大量的证据表明，孕早期的铁缺乏与胎儿早产和低出生体重有关，缺铁性贫血还与孕期体重增长不足有关。孕妇极易发生缺铁性贫血，有以下多方面的原因：①孕期对铁的需要量相对较高，如孕期红细胞和血红蛋白随妊娠时间的增加和血浆容积的增加而增加，至孕28~32周时达峰值，合成孕期增加的血红蛋白需要更多的铁；②孕早期的妊娠反应使孕妇食欲不好，含铁食物摄入少，影响了铁的摄入和血红蛋白的合成；③孕期除保证自身和胎儿血液循环红细胞所需要的铁外，还需要为分娩时的血液丢失进行血红蛋白储备，对血红蛋白合成而言，铁是不可少的；④妊娠期母体还需为胎儿储备铁，供新生儿出生至4月龄期间利用，4月龄内婴儿较少出现缺铁性贫血。因此，孕妇极易发生缺铁性贫血。

有专家认为，摄入15mg/d的膳食铁，加上30mg/d的补充铁，可以满足孕期、哺乳期（产后100天内）对铁的需要，也有助于提高婴儿铁的储备，减少6个月内婴儿贫血的发生。有专家建议，从孕12周起每日补充铁30mg。补充的最佳时间在两餐之间，而且要避免与咖啡和茶同时服用。学者们对于妊娠期常规补充铁剂并不一致赞同，有专家指出，一日三次摄入325mg的硫酸亚铁（含60mg的Fe^{2+}），孕妇肠道内有大于200mg的元素铁，这将强烈刺激胃肠道，并可能导致铁过量，对妊娠产生不良影响。2000年《中国居民膳食营养素参考摄入量》推荐孕妇铁参考摄入量为25mg/d。动物肝脏、动物血、瘦肉是铁的良好来源，含量丰富而且吸收好。此外，蛋黄、豆类、某些蔬菜，如白菜秧、油菜、芥菜、雪里蕻、菠菜、莴笋叶等也提供部分铁，但吸收率不高。

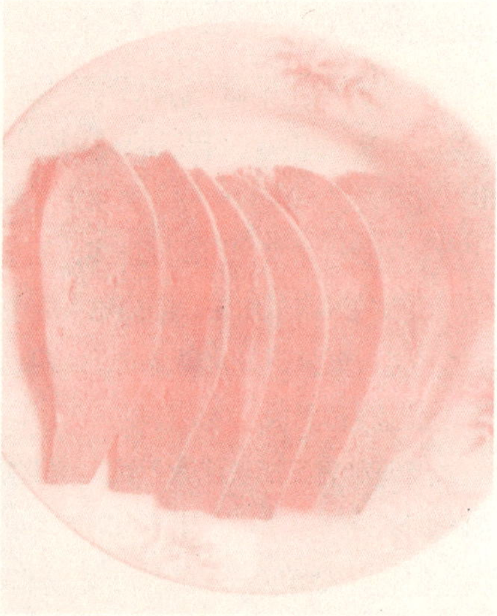

猪肝含有丰富的铁

⑯ 为什么已吃加碘盐，还建议孕妇每周至少吃一次海产品？

受地理环境的影响，我国内陆广大地区土壤和水中碘含量很少，约8亿以上的居民面临缺碘的危险。其中孕妇、乳母、婴幼儿是缺碘的高危人群。尤其是孕妇、乳母缺碘可能引起后一代出现以体格和智力发育双重障碍的克汀病，碘盐强化是我国预防碘缺乏最重要和最有效的措施。为此，我国政府在20世纪50年代就开始在全国采取食盐强化碘措施，碘缺乏疾病也因此在大多数地区得到了基本控制。

孕妇是碘缺乏的高危人群，对碘的需要比普通人要多，如普通妇女碘的推荐摄入量为每天150微克，而孕妇为200微克，仅靠加碘盐还不能完全满足孕妇对碘的需要，因而建议孕妇每周应至少进食一次富含碘的海产品。

尽管我国用相对稳定的碘酸钾作为碘盐的强化剂，但加碘食盐，可能因为光、热等而挥发损失。因此，加碘盐最好盛放在避光的容器内，烹煮菜肴时最好不要用盐炝锅，以最大限度地保存食盐中的碘。

此外，海产品除富含碘外，还含有锌等微量元素，如贝类、牡蛎等锌含量还相当高，如果吃海带，还富含丰富的可溶性膳食纤维（海藻胶）。

17 孕妇需要补钙吗？

有关孕妇的营养调查表明，我国孕期妇女膳食钙的实际摄入量较低，为500~800mg/d，但对胎儿的体格发育无明显不良影响。但14项随机对照研究的Meta分析结果表明，补充钙375~2 000mg/d，母体高血压、妊高征和先兆子痫的危险降低至对照组的30%~40%，差异显著。邱铃等报道，孕期低钙摄入（约500mg/d）虽然对胎儿无明显的不良影响，但产后母体骨密度下降至同龄非孕妇女的86%。在传统膳食基础上以奶粉补充钙约300mg/d，其产后骨密度可达同龄非孕妇女的90%，补充奶粉又同时补充300mg/d钙剂的孕妇，钙实际摄入量约为1 200mg/d，产后骨密度可维持在同龄非孕妇女的水平。这提示孕期钙供给不足，可影响母体的骨密度。

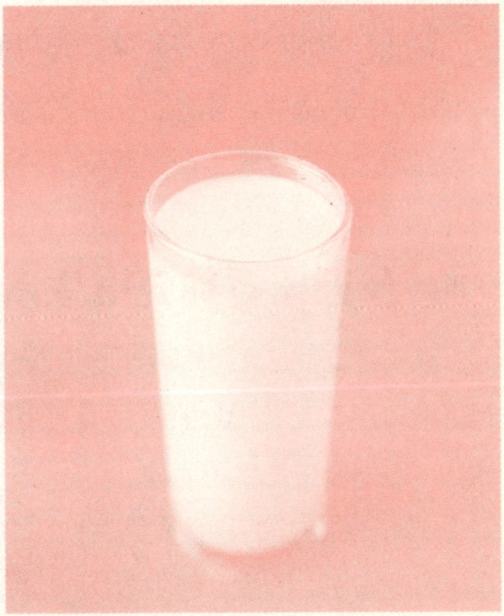

牛奶是钙最好的来源

健康新生儿的平均体重约3.3公斤，体内约含有30克的钙，这需要孕妇用280天来积累。因此，孕妇对钙的需要比一般人要多。孕中期每天约需1 000mg，孕末期需1 200mg。那么，如何能满足孕妇对钙的需要？

首先是食物。就中国居民传统膳食而言，以植物类食物为主，奶的摄入量很低，钙主要来源于蔬菜和豆制品，日均钙摄入量为约500mg，这达不到孕妇钙适宜摄入量的一半。因此，建议孕妇饮奶，100g牛奶中含钙约120mg，是食物中的佼佼者。如果孕妇每日饮奶500ml，其钙的摄入量可达到1 100mg，如果饮奶300ml，钙的摄入量可达到860mg。此外，适量吃些富含钙的小虾皮、芝麻酱、豆制品等，基本可以满足孕妇对钙的需要。在此，需要提醒，饮奶500ml的孕妇，最好选择低脂奶，或是对牛奶中脂肪进行过调整的配方奶。因为普通牛奶中的过多饱和脂肪酸可能使孕妇摄入过高的能量，也可能对孕妇的脂质代谢产生负面影响。

对那些有乳糖不耐症而不能饮奶的人，或对那些每日饮奶量不够的人，以及对那些出现腰腿疼痛、小腿抽筋等缺钙症状的人，只能采取补充钙剂的方式来达到钙的适宜摄入量。可在营养医生的指导下补充钙：完全不能饮奶者，每天可补充600mg钙；每天饮奶300ml者，可补充300mg钙。

在此，特别提醒，一些蔬菜含钙丰富，其草酸含量也丰富，草酸可与钙形成不溶性草酸钙而影响钙的吸收。因此，在烹煮蔬菜时，最好先将蔬菜置沸水中焯水，以去掉部分草酸。不但能增加钙的吸收，也能减少孕妇便秘。

18 孕妇需要补充维生素D吗？

维生素D能促进钙和磷在肠道的吸收，以及帮助钙在骨骼的沉积和成骨作用。这对胎儿的生长发育，尤其是骨骼发育极为重要。孕期维生素D缺乏可导致母体和出生的子代钙代谢紊乱，包括新生儿低钙血症、手足搐搦、婴儿牙釉质发育不良以及母体骨质软化症。而给维生素D缺乏的孕妇每日补充维生素D 10微克，可降低新生儿低血钙症、手足搐搦及母亲骨质软化的发病率。因此，维生素D是孕期必须补充的营养素。

与其他营养素不同，维生素D在天然食物中含量不多，仅存在于极少量海洋鱼类肝脏中，在一般动物肝脏、蛋黄中含量也极少，普通食物几乎不含有。但维生素D可经日光照射在皮下由“7-去氢胆固醇”合成。户外活动两小时合成的维生素D可以满足一般人对维生素D的需要。

因此，建议孕妇应多参加户外活动，多接触阳光。此外，在医生指导下，补充维生素D制剂（鱼肝油），每日400国际单位（10微克），如需要补充钙时，可选用钙和维生素D的复合制剂。

需要特别注意的是，过量的维生素D具有蓄积毒性，因而应避免过量补充。在补充配方奶粉时应注意其中维生素D的含量，切记不要将配方奶粉、维生素D制剂或其他含有维生素D的维生素矿物质复合补充剂等一起补充。

19 孕妇需要补充维生素A吗？

维生素A可促进胎儿的生长与骨骼发育，促进系统、组织、器官的分化和成熟。研究证实，孕期维生素A缺乏可导致胎儿死亡和畸形发生。有文献报道母体维生素A营养状况低下与贫困人群中的早产、胎儿宫内发育迟缓及婴儿低出生体重有关。在发展中国家，维生素A缺乏率相当高，在维生素A缺乏的尼泊尔，受孕前每周补充维生素A可降低44%的母亲死亡率。但维生素A过量也是不可忽视的公共卫生问题，有文献报道，孕早期过量摄入用于治疗严重囊性痤疮的异维甲酸，可导致自发性流产和新生儿先天性缺陷，包括中枢神经系统畸形，颅面部和心血管畸形。20 000~50 000 U（6 060~15 152 μg）的大剂量维生素A也可导致类似的缺陷。2000年《中国居民膳食营养素参考摄入量》推荐孕中、末期维生素A参考摄入量为900 μg/d，视黄醇主要来源于动物肝脏、牛奶、蛋黄，深绿色、黄红色蔬菜和水果提供的β-胡萝卜素可以在体内转化成视黄醇，不过转化的效价比较低。目前市场上销售的孕妇奶粉绝大多数都强化了维生素A，摄入时应注意补充的总量。

20 孕妇一定要补充维生素吗？

为了补充营养达到优生目的，不少孕妇盲目补充大量维生素。殊不知，结果往往会适得其反，不仅无益于自己，也害了腹中的胎儿。

妇女怀孕后的前12周内是胚层分化、胚胎组织器官分化和发育最活跃的时期，也是对外来化学物质最敏感的时期。这时服用药物，或过量服用某些脂溶性维生素（如维生素A、维生素D等）可能危害胎儿。

如维生素A，因具有脂溶性故可在体内蓄积，一次过量或长期大量的维生素A补充，以及治疗严重囊性痤疮使用的异维甲酸或其类似物均可引起急性、慢性或致畸毒性，尤其在孕早期。有研究证实，孕初期摄入维生素A或同系物（维甲酸）20 000~50 000U/d（6 060~15 152 μg/d），可能引起胎儿畸形和出生缺陷。也有文献报道，孕早期过量摄入用于治疗严重囊性痤疮的异维甲酸，可导致自发性流产和新生儿先天性缺陷，包括中枢神经系统畸形，颅面部和心血管畸形。在此可以明确的是，孕早期大剂量维生素A及其类似物可能有不良效果。而相应剂量的类胡萝卜素则没有毒性。因此，孕期补充维生素，应以食物为主，不可随意滥服维生素类药物。即使需要补充，也须遵照医嘱。

孕期妇女的膳食

21 孕期如何做到平衡饮食？

孕妇平衡饮食的基本原则可参照中国营养学会推荐的《中国居民膳食指南（2007）》的10条：①食物多样，谷类为主，粗细搭配；②多吃蔬菜、水果和薯类；③每天吃奶类、豆类或其制品；④常吃适量的鱼、禽、蛋和瘦肉；⑤减少烹调油用量；⑥吃清淡少盐膳食；⑦三餐分配要合理，零食要适当；⑧每天适量饮水，合理选择饮料；⑨饮酒要限量；⑩吃新鲜卫生的食物。除其中第⑨条不适合孕妇外，其他都适合孕妇。经济能力许可的话应该每天吃奶类，豆类或其制品。

此外，在以上膳食指南的基础上，中国营养学会针对孕妇营养特点，还特别推荐了孕妇膳食指南。孕早期（孕1周～12周）：①膳食清淡，适口；②少食多餐；③保证摄入足量富含碳水化合物的食物；④多摄入富含叶酸的食物并补充叶酸；⑤戒烟、禁酒。孕中、孕末期（孕13周～分娩）：①适当增加鱼、禽、蛋、瘦肉、海产品的摄入量；②适当增加奶类的摄入量；③常吃含铁丰富的食物；④适量身体活动，维持体重的适宜增长；⑤禁烟戒酒，少吃刺激性食物。

22 孕妇一天要吃多少才合适？

孕妇一天要吃多少，可根据《中国居民平衡膳食宝塔》中的建议量来选择和进食食物。推荐食物量如下：

第一层：谷类每日250~400g，其中杂粮不少于1/5；第二层：蔬菜和水果，每日蔬菜300~500g，绿叶蔬菜应占2/3，水果200~400g；第三层：鱼、禽、蛋、肉类（含动物内脏）总量孕早期125~225g；孕中、末期比孕早期总量增加50~100g，其中鱼类50~100g、禽类50g、蛋类50g；第四层：奶类每日250~500ml或相当量奶制品（淡奶粉35~70g），大豆

30~50g或相当量豆制品（豆腐干96g）；第五层：油脂类，每日25~30g。

由于人体的个体差异，不同孕妇摄食量有很大的差别，不能机械地使用上述数值，要因人而异，孕期体重的每周增长是简单而客观的指标。

23 应如何安排孕期的一日三餐？

孕早、中、末各期的膳食需求量不同，但三餐的能量和营养素分配原则上应为：早餐约30%，中餐30%，晚餐30%，两次加餐占10%。以孕中期食谱为例如下：

早餐 牛奶燕麦粥（牛奶250克，燕麦片30克，鸡蛋1个），面包（面粉60克）。

加餐 桃或苹果250克。

中餐 米饭（大米120克），肉末四季豆（瘦肉30克，四季豆200克），清蒸鲈鱼（100克），炒青菜一碟。

加餐 蛋糕50克。

晚餐 米饭（大米120克），肉片菜花（瘦肉30克，西兰花200克），胡萝卜排骨汤（胡萝卜50克，排骨50克）。

加餐 酸奶180克。

全日烹调用油25~30克，盐小于6克。

其中较为固定的是每日鸡蛋1个，奶类400~500毫升、鱼、禽、瘦肉合计每日200克、大豆制品100克、蔬菜类300~500克、水果类200~400克、烹调油25~30克。每周至少摄入3次鱼类，其中至少1次海产鱼类。每周进食动物肝脏1次，动物血1次。

24 为什么孕妇也要适当吃些粗粮？

适当吃些粗粮，有助于补充B族维生素和膳食纤维。B族维生素是能量代谢最重要的维生素，摄入不足会引起口角炎、舌炎、口腔溃疡及神经炎，还会加重妊娠反应。膳食纤维不足，则容易引起便秘，给极易便秘的孕妇火上加油。

现代人大多以精白米面作为主食。现代工业使米面加工越来越精细。由于过度精细的加工，不可避免地去除了谷粒的外皮和胚芽。而谷粒的外皮和胚芽所富含的膳食纤维、B族维生素、矿物质等也因此而丢失。

有些孕妇平时就有偏食、挑食的习惯，加之妊娠摄食量减少，更容易引起B族维生素和膳食纤维摄入不足。

孕妇的膳食宜粗细搭配，在平时米面的基础上，应增加适量的粗杂粮，如以荞麦或燕麦、玉米、小米、豆类等食物为早餐。

25 早孕反应，不能进食，怎么办?

怀孕之后，由于受激素变化的影响，胃酸的分泌减少，消化酶的活力大大降低，胃的蠕动也减缓，从而影响孕妇的食欲和消化功能。多数孕妇出现食欲不振、挑食、恶心、呕吐、头晕、倦怠等早孕反应，也称为孕吐，多在妊娠6周左右时发生，持续到孕12周，之后减轻。

有早孕反应的孕妇不要拘泥于一日三餐的固定饮食习惯，可以少量多餐，想吃就吃。为了避免呕吐，每餐食量不宜过多。米粥、面包、馒头、饼干等食物易于消化吸收，而且含较多的碳水化合物，能提高和维持血糖在正常水平，改善孕妇因呕吐或酮症引起的酸中毒。

如果清晨有恶心的现象，则可以在起床前食用高碳水化合物的苏打饼干、面包片等。水分的摄入则以在两餐之间进食为佳，可适当进食适量蔬菜、水果，或喝些具有开胃作用的果汁、菜汁等，但不可过多。

如因严重妊娠反应，几乎完全不能进食的早孕妇女，应尽量每日进食至少含150g碳水化合物的食物（包括白糖），以维持血糖水平。在孕早期，完全不进食碳水化合物，意味着机体将动员脂肪分解以产生能量供机体利用，而脂肪不完全分解的代谢产物是酮体，血液中过高的酮体将影响胎儿早期神经系统的发育。对完全不能进食的早孕妇女，呕吐严重、脱水和酸中毒的危险者，可去医院静脉补充糖和电解质，以维持身体物质代谢的平衡。

26 如何减轻早孕时的恶心、呕吐?

早孕反应是许多孕妇的正常反应，保持愉快稳定的情绪，注意食物的色、香、味的合理调配，有助于缓解和减轻症状。为减轻孕早期妊娠反应，可试试如下的饮食和措施：

- 解除思想顾虑，保持愉快稳定的情绪，适当休息、减轻工作。
- 膳食应清淡、易消化。

⊙ 少食多餐。

⊙ 多吃蔬菜、水果等呈碱性食物。

⊙ 可以适当食用牛奶及其制品来中和胃液。

⊙ 避免油炸及油腻食物和甜品，以防止胃液逆流而刺激食管黏膜。

⊙ 早晨可进食干性食品如馒头、面包片、饼干、鸡蛋等。

⊙ 可适当补充维生素B_1、B_2、B_6及维生素C等以减轻早孕反应的症状。

⊙ 在中医师指导下，试用一些食疗方法，如生姜红糖茶、姜汁米汤、山药饮等，以减轻早孕反应。小偏方：生姜水。方法：取生姜一块，切成碎末，用开水煮5分钟，当作茶水饮用。

⊙ 呕吐严重不能进食及饮水者，应及时送医院治疗。

27 孕期选择什么食用油较好？

食用植物油的脂肪含量基本相同，但脂肪酸构成却有较大的差别。科学地选择食用油不仅对妈妈的身体健康有利，对胎儿的生长发育，尤其是大脑发育也会有帮助。

绝大多数食用植物油的脂肪都是以不饱和脂肪酸为主。从营养角度讲，评价食用油的营养价值主要是依靠其中必需脂肪酸的含量。必需脂肪酸是指人体必需而体内不能合成而必须由食物提供的脂肪酸，即亚油酸和α－亚麻酸。它们在体内具有重要的生理功能，如合成花生四烯酸（ARA）、二十碳五烯酸（EPA）和二十二碳六烯酸（DHA）。通过花生四烯酸（ARA）、二十碳五烯酸（EPA）来合成前列腺素、白三烯和血栓素等重要物质，参与体内免疫、炎症、血栓形成等重要生理活动的调节。而由二十二碳六烯酸（DHA）参与合成的膜磷脂，是脑细胞和神经系统生物膜的重要成分，对胎儿脑神经系统发育有重要意义。

常见植物油中亚油酸、亚麻酸含量（%）

植物油	亚油酸	α－亚麻酸	植物油	亚油酸	α－亚麻酸
葵花子油	68.4	未捡出	芝麻油	50.3	未捡出
大豆油	49.0	5.6	花生油	41.3	未捡出
菜籽油	18.0	6.4	油茶籽油	12.2	1.0
玉米油	56.4	0.6	核桃油	64.9	7.7

从表可以看出，既含有亚油酸又含有α－亚麻酸的油脂仅限于大豆油、菜籽油、核桃油

等少数油种，常见的食用油，如花生油、玉米油、葵花子油均不含α-亚麻酸。显然，孕妇应该经常选用既含有亚油酸又含有α-亚麻酸的油脂，如大豆油、菜籽油、核桃油或含有两种必需脂肪酸的调和油。

28 哪些食物在怀孕早期应少吃或不吃？

腊肠、熏鱼、烧鹅、烤羊肉、腌菜、霉干菜等熏制、腌制和烧烤食品有特殊的风味，受到不少人的喜爱。但不适宜于孕妇，尤其是孕早期食用。

鱼禽畜肉等经过熏、烤或油炸，可能会产生多环芳烃类化合物，最为常见的是苯并芘，它是一种明确的化学致癌物，还会产生另一种致癌物质杂环胺。有研究显示，3，4-苯并芘在烟熏食品中的含量是新鲜食品的60倍。

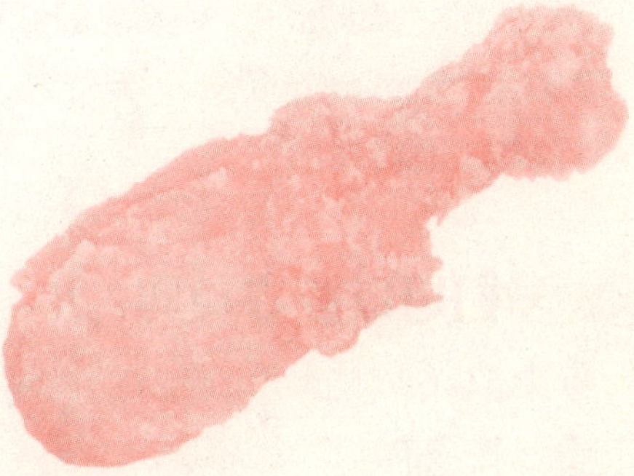
孕妇应少吃煎、炸食品

肉类及植物性食物经过腌制，其中的亚硝酸盐含量会显著增加，亚硝酸盐在体内合成的亚硝胺也是明确的致癌物，长期食用该类食品，亚硝胺反复刺激消化道，可增加食管癌、胃癌的发生率。

此外，高温油炸食物，可使食物中维生素B_1几乎全部被破坏，维生素B_2损失将近一半，这不利于身体对食物营养素的摄取与利用。油炸食物大多含水分少，偏硬，甚至不容易咀嚼，而孕早期妇女本身因早孕反应而胃口不好，对油炸食物更难以消化吸收。

孕早期是胎儿器官系统分化的关键时期，是对化学物质敏感的时期，无论多环芳烃类，还是亚硝胺都可能诱发胎儿先天畸形，因此最好避免食用含有这些有害物质的熏、腌和烧烤食品。

29 为什么孕早期不宜进食咸菜和其他腌制食品？

孕早期由于食欲差，有些孕妇为增加胃口，常以咸菜送饭，这是不可取的。

欣欣是一位年轻的准妈妈，从怀孕起食欲就很差，平时很喜欢吃鱼，但现在闻到味都会恶心想呕，只想吃些咸菜、咸蛋，所以整个孕早期和中期吃得都很咸。到六个多月时出现头晕、脚肿和高血压，医生告诉她得了妊娠期高血压，可能与摄入过多的食盐有关。

咸菜、咸蛋中的钠含量很高，而妊娠期间，过多的钠盐摄入容易引起水钠潴留，导致水肿、血压升高，诱发妊娠期高血压等疾病。

钠是人体中不可缺少的重要元素。中国营养学会建议，孕妇钠的摄入量为每天2 400毫克，约相当于6克食盐。除去普通膳食中钠的含量约500毫克，孕妇应吃清淡少盐的膳食，还应尽量避免含盐高的咸菜、咸蛋等腌制品。

孕早期要增加食欲可以多吃些新鲜的水果、蔬菜、酸牛奶、烤面包（吐司），而不应以咸的食物来促进食欲。

30 孕妇可以吃零食吗？

为满足孕妇对能量增加的需要，可根据三餐的营养摄入情况，适当、有选择地吃一些零食，如两餐之间吃点核桃、瓜子等果仁，不仅能补充能量、蛋白质、B族维生素、维生素E，还可以补充对胎儿脑发育有利的必需脂肪酸。但不可吃得太多，因为果仁是能量密度较高的食物，摄入太多可能会影响正餐的食物摄入，导致营养素摄入的不均衡。此外，还需要提醒，选择果仁最好不要选择盐焗的，过多的盐摄入，可能影响孕妇的健康。

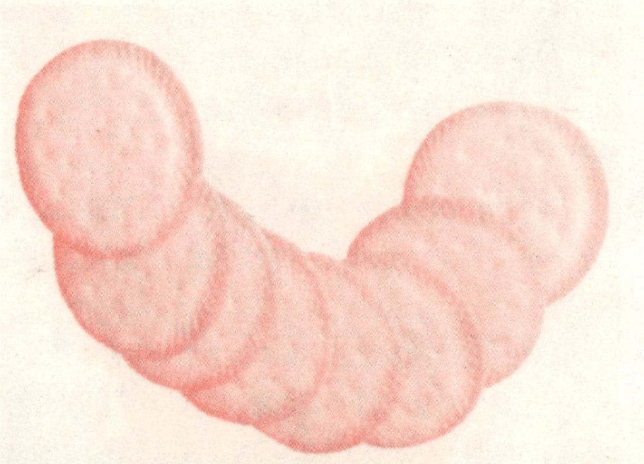

孕妇可选择面包、饼干或坚果作为零食

孕妇也可适当选择吃面包和饼干。面包和饼干主要由小麦粉加工制成，属于粮谷类食品，主要成分是碳水化合物。特别是对有早孕反应的孕妇，饼干和面包不仅有助于及时补充能量，还能中和过多的胃酸，缓解妊娠反应。

由于在制作饼干、面包的过程中可能添加了油脂、糖、盐甚至其他一些添加剂，如面粉改良剂或发泡剂等，因此在此特别建议，孕妇在选择面包、饼干时，应多选择自然口味、自然色泽、可靠厂家生产的安全食品。

31 孕妇可以少量饮酒吗？

答案是否定的。孕妇应绝对禁止饮酒。即使只饮一点酒，也可能会延缓胎儿的发育，导致胎儿出生时的低体重，甚至造成胎儿异常、流产或新生儿死亡。美国近期公布的一项长期研究结果证实了这一结论。另有研究显示，妊娠妇女如每天饮酒150克，可导致约三分之一的婴儿发生酒精综合征，另三分之一婴儿有不同程度的精神障碍。法国的一项调查显示，有轻微饮酒嗜好的孕妇，其婴儿死亡率为9.9‰；饮酒成癖的孕妇，其婴儿死亡率为35.5‰；而酒癖、烟瘾并重的孕妇，其婴儿死亡率为50.5‰。

酒精是一种低分子物质，哪怕是微量都极易通过胎盘而进入胎儿体内，在胚胎发育早期（妊娠10周内）会影响胚胎器官形成，致胎儿器官畸形；在妊娠10周以后可致胎儿营养不良，发育缓慢；酒精还可作用于胎儿的脑神经细胞，酒精的代谢产物亦可干扰脑细胞和肝细胞的生长发育，从而引起胎儿酒精综合征和不同程度的精神障碍。

32 孕妇可以喝可乐类的饮料吗？

许多孕妇知道喝酒对胎儿发育不利，但为了应酬，常用可乐代酒，或把可乐当作饮料。但我们可以肯定地告诉您，孕妇不宜喝可乐类饮料。

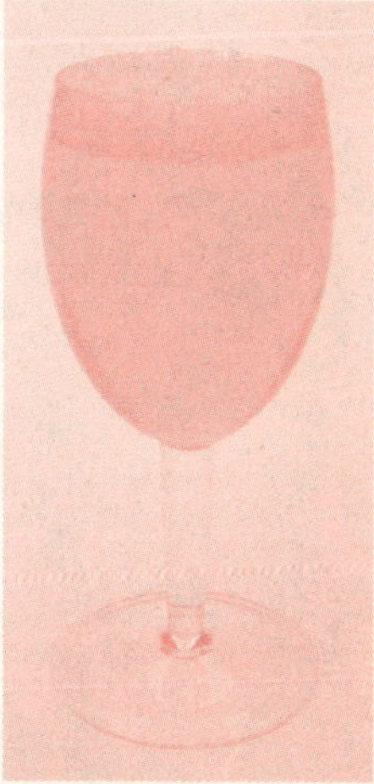
孕妇应禁止饮酒

大多数可乐类饮料都含有咖啡因和可乐宁等生物碱，具有很强的刺激性。有动物实验表明，咖啡因有致畸作用。过多饮用可乐类饮料，可乐宁、咖啡因进入孕妇体内后，会导致中枢神经系统兴奋，产生烦躁不安、呼吸加快、心动过速、失眠等不良反应。咖啡因在体内很容易通过胎盘进入胎儿体内，不仅会影响胎儿的骨骼发育，还可能危及胎儿的大脑、心脏等重要器官，导致婴儿出生体重低。

美国食品和药品管理局建议孕妇限制咖啡因的摄入量，或如有可能，则应该完全避免饮用咖啡。美国建议孕妇限制咖啡因的摄入量在300mg/d以下。咖啡因来源及浓度如下：煮制咖啡（237ml含125mg）、速溶咖啡（90mg/100ml）、茶（70mg/100ml）、可可（12.5mg/100ml）、可乐类饮料（50mg/100ml）。

另外，有些可乐类饮料含有影响骨骼形成和钙化的磷类物质，以及色素、香精等添加剂，孕妇不宜饮用。孕妇的饮品应以温开水、矿泉水等为主。

孕期营养热点剖析

33 粗粮虽好，为什么不宜一次吃得太多？

粗杂粮富含B族维生素和膳食纤维，但不宜多吃。这是因为粗杂粮的消化吸收率低，过多的粗杂粮含有过多的膳食纤维，可影响膳食中其他营养物质的吸收。这对消化功能本来就不太好的孕妇而言，尤为重要。

荞麦、燕麦、大麦、玉米、小米，广义上还包括红薯、豆类等粗杂粮，基本上没有经过精度加工，在保留其中B族维生素的同时，其表皮的纤维素也几乎被完全保留了下来。粗粮比一般的蔬菜和水果的膳食纤维含量要高出几倍。但粗杂粮所含纤维素的吸水性、黏滞性可影响到本身和其他食物中营养素的消化吸收。例如，黄豆蛋白质的消化率最多只有50%，而把黄豆加工成豆腐后，吸收率可升至90%。这是因为加工后的豆腐去掉了黄豆中的纤维成分。这说明，过多的膳食纤维并不利于食物中营养素的消化和吸收，进而可影响到营养状况，对孕妇而言可能会影响到胎儿。

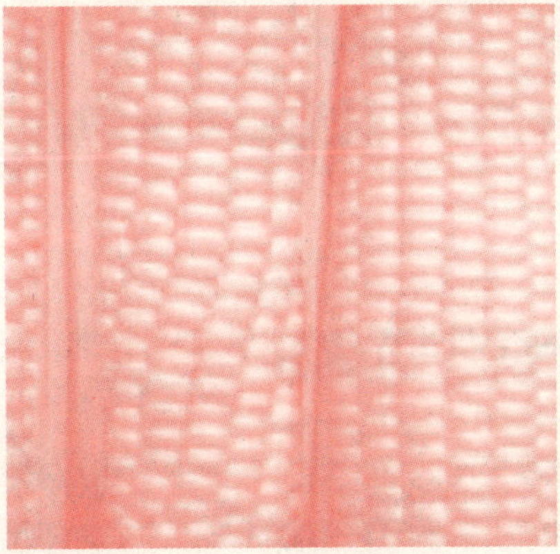
适当吃粗粮有益，但不是越多越好

多少粗粮是适宜的呢？每天1次，用1/3的粗粮替代精米或精面，如早餐用2汤匙麦片代替粳米煮粥，麦片所含的膳食纤维可以适当刺激孕妇因妊娠变得比较慢的肠道蠕动，改善便秘，还可以有效补充维生素B。

34 肉、蛋等高蛋白质食物吃得越多越好吗？

胎儿生长发育需要蛋白质，因而孕妇要适量增加肉、蛋等高蛋白质食物，但并不是越多越好，过多的动物性食物可导致营养不均衡，影响母子双方的健康。

一旦怀孕，准妈妈将会受到全家特别的照顾。只要有好吃好喝的，几乎都要想到怀有身孕的准妈妈。珍珍在家就是这样，丈夫、公公、婆婆对她饮食上更是百般呵护。每餐鸡鸭、海鲜不断，外加两三个鸡蛋。至于平时常吃的米饭和蔬菜，却放在最后，最多也只是作为点缀。

像珍珍这样，怀孕后360度改变饮食结构，少吃粮谷类食物，以肉蛋等含蛋白质高的食物为主的现象非常普遍。显然，这是一种不均衡的膳食，一种不正确的饮食行为。

我国营养学会建议，与怀孕前相比，孕妇在早、中、晚期每日增加的蛋白质数量分别为5克、15克、20克。以孕晚期为例，折算成食物，约相当于1个鸡蛋（约6.5克蛋白质）、250毫升的牛奶（7.5克蛋白质），再加50克鱼（或鸡肉、瘦肉，含蛋白质约8克）。此外，主食、蔬菜等食物，不但不应减少，还应相应增加，这样才能保证足够的能量和维生素，确保所增加的蛋白质食物能更好地被吸收。

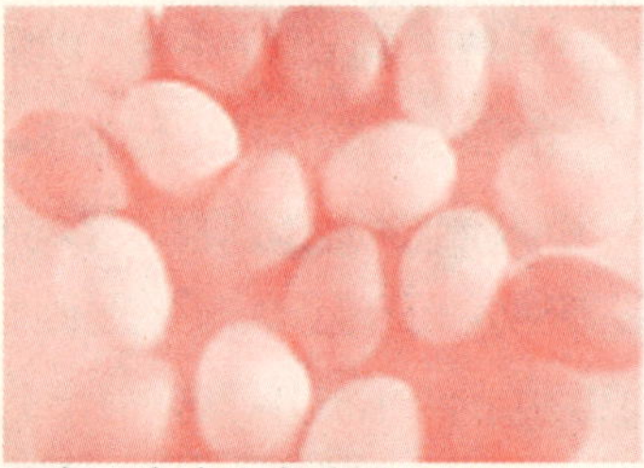
不宜一次吃太多鸡蛋

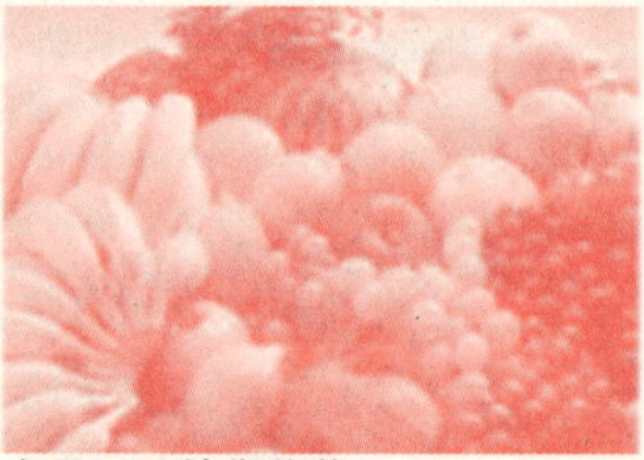
水果不可替代蔬菜

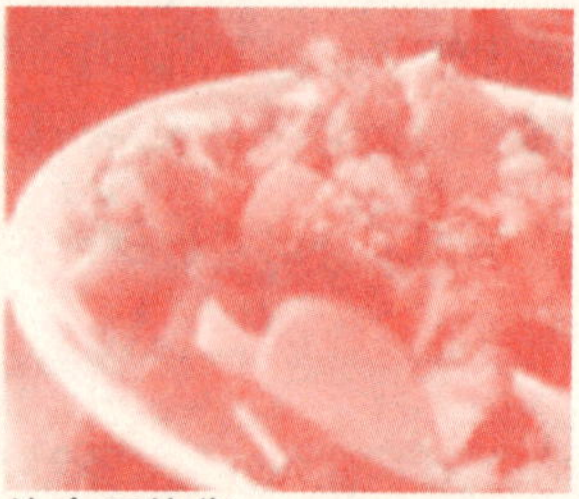
饮食需均衡

35 水果可替代蔬菜吗？

回答是否定的。虽然水果与蔬菜常被归在一类，都富含维生素、矿物质和膳食纤维，但两者并不相等，更不能完全替代。

水果口感好，食用方便，加上多数孕妇认为，多吃水果可以使宝宝的皮肤好，因此深得孕妇喜爱。有些孕妇甚至觉得水果和蔬菜都是提供维生素、矿物质和膳食纤维，为了方便起见，也为不爱吃蔬菜找到一个借口，就用水果来替代蔬菜。

就营养素含量而言，水果和蔬菜虽有不少相似之处，但两者在营养素含量上还是有较大的区别。如，红富士苹果每百克含钙3毫克，铁0.7毫克，胡萝卜素0.06毫克，维生素C 2毫克，而普通的小白菜每百克含钙117毫克，铁1.3毫克，胡萝卜素1.853毫克，叶酸57微克，维生素C 64毫克。

此外，蔬菜在日常生活中的重要性仅次于粮食，它是每日膳食必备的食品。作为膳食成分，蔬菜能增加膳食的容量，增加消化液的分泌，刺激胃肠道蠕动，增强胃肠道的功能，防治便秘。经常食用蔬菜，还能锻炼咀嚼肌，提高牙齿坚固度。

最后，引用2 300年前《黄帝内经·素问》中的话，“五果为助，五菜为充”作为本条的结束语。膳食中的蔬菜不可用水果替代。

36 喝果汁好，还是吃水果好？

一般而言，水果比果汁更好。这是因为，与果汁相比，水果更富含营养。用水果加工的果汁，不可能完全保留其营养素，其中差别较大的是膳食纤维和维生素C。喝果汁，可能减少了孕妇对膳食纤维和维生素C的摄取。

孕期受内分泌变化的影响，出现一系列消化系统功能的变化，如胃肠道平滑肌细胞松弛，张力减弱，蠕动减慢，胃排空及食物肠道停留时间延长，孕妇易出现饱胀感以及便秘。水果中的膳食纤维具有刺激肠道蠕动和促进排便的作用，还可影响大肠细菌的活动，降低大肠内胆酸的生成，稀释肠内的有毒物质，减少致癌物的吸收，维持肠道的健康。

此外，由于现代社会生活习惯的改变，高龄产妇增多，妊娠期并发糖尿病和糖耐量异常的孕妇也越来越多。膳食纤维有利于控制血糖，防止能量过剩和维持体重的正常增长，亦有预防胆结石、降低血脂的功效。

因此，水果有果汁所不能替代的功能，最好吃水果。但如果胃口不好，或者胎儿渐渐长大后压迫胃部而影响食欲，可适当饮些果汁，调节食欲。当然，最好是新鲜的、不含任何添加剂的鲜榨果汁。

37 怀孕期间吃鱼类可以使孩子聪明吗？

有一定道理。同其他肉类一样，鱼类是蛋白质丰富的食物，每百克鱼肉含蛋白质约17克，而绝大多数鱼类脂肪含量低于4克，明显低于其他瘦肉，尤其是瘦猪肉（每百克含脂肪约8~10克）。鱼类除了脂肪含量低外，其脂肪酸组成也优于其他肉类，特别是优于猪、牛、羊肉：其一，鱼类脂肪酸以不饱和脂肪酸为主，而猪、牛、羊肉脂肪酸以饱和脂肪酸为主；其二，鱼类脂肪酸中含有n–3（ω–3）的二十碳五烯酸（EPA）和二十二碳六烯酸（DHA），后者作为神经细胞膜磷脂的重要成分，为胎儿脑细胞分裂所必需。因此，营养专家建议，孕中期开始增加动物性食物摄入时，应首选鱼类，每周最好有2~3次用鱼类代替瘦肉，其中最好有一次是海产的鱼类。海产鱼类含有更多的DHA（俗称“脑黄金”）以及更多的碘、锌等微量元素，也有利于胎儿脑的发育。

38 常吃核桃等坚果对胎儿脑发育有好处吗？

核桃、花生、杏仁、瓜子等坚果是常见的零食。它们含有较高的蛋白质、脂肪和维生素E、维生素B，被称为高能量和高营养密度的食物，常作为正餐之外的营养补充。如在白粥或麦片粥中加入坚果，可以有效地增加白粥的能量、蛋白质和维生素的含量，提高其营养价值。

对孕妇而言，核桃仁中的脂肪有特别重要的意义。核桃仁脂肪中64.6%是亚油酸，11.2%是α-亚麻酸。二者都是孕妇所需要的必需脂肪酸，尤其是α-亚麻酸，在绝大多数油脂中含量较少或基本没有。α-亚麻酸的重要作用是在孕妇体内可以合成二十二碳六烯酸（DHA）以及具有重要生理功能的前列腺素，其中二十二碳六烯酸（DHA）是生物膜中最常见的一种多不饱和脂肪酸。人体脑组织和视网膜中DHA含量非常高，孕末期胎儿脑细胞分裂进入高峰期，对DHA的需要也明显增多，可以说DHA是胎儿神经系统发育必需的物质，因而俗称“脑黄金”，而前列腺素具有调节人体免疫功能的作用。因此，在民间流传核桃可以补脑的说法，是有一定道理的。

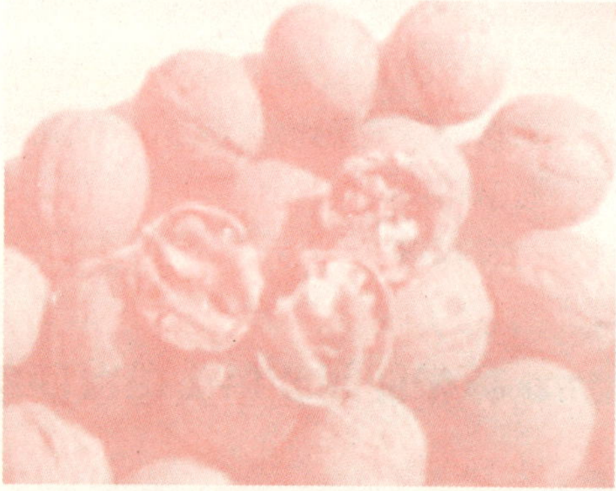
孕妇常吃核桃对宝宝大脑发育有益

需要注意的是，坚果虽好，但千万莫贪吃，因为坚果脂肪含量高，过多摄入的后果是能量摄入超过需要，导致脂肪在体内过多堆积。每日适宜的数量是核桃仁3~5个，或其他果仁半把。此外，孕妇在选择坚果时，最好不要选择盐焗的，因为盐过多，可能引起孕妇口渴，饮水过多，可诱发水肿甚至高血压。

39 动物的肝脏，孕妇是否该吃？

有些人说，肝脏富含维生素A、维生素B和铁，应该吃；有些人说，肝脏有太多胆固醇，最好少吃；另一些人说，肝脏是毒物代谢器官，含毒素很多，最好不吃，加上近几年发生的肝脏瘦肉精中毒事件，消费者更是将动物肝脏拒之门外。上述说法都没有错，只是各自的立场不同，有些片面而已，关键是你目前的生理状态以及你选择的动物肝脏是否安全。

肝脏确实富含维生素A、维生素B和铁，尤其是维生素A，除牛奶、鸡蛋黄含有少量外，其他食物含量非常少，而营养专家一直把动物肝脏看成维生素A的重要来源。毫无疑问，孕妇是需要富含维生素A的食物。因此，孕妇可少量进食动物肝脏，每周1~2次，数量是25~50克，首选鸡、鸭等禽类肝脏，一来安全性比较好，二来含维生素A的量比较高，如每100克鸡肝所含维生素A为10 414微克，是猪肝（4 972微克）的2倍以上。要获得同样量的维生素A，需要鸡肝量要少得多，安全性因此也增加了。至于肝脏中的胆固醇含量，确实比肉类要高，但对处于脑发育期的胎儿来说，胆固醇也是必需的营养素，因此不必担心。但对高血压、高血脂和冠心病患者而言，就应慎吃动物肝脏。

40 奶粉会“热气”吗？

在某些地区如广州，很多人认为喝奶粉会“热气”，即引起便秘、口干或口臭等现象，从而拒绝奶粉。从医学角度而言，便秘、口干或口臭与奶粉并无关联。可以明确地说，奶粉不是引起“热气”的直接原因。

孕妇是容易发生便秘的人群，这是因为，机体为了保证怀孕的成功，孕妇肠道蠕动比正常时要缓慢得多。加上怀孕后活动减少，肠道蠕动更慢。有些孕妇为增加营养，吃过多的动物性食物，而减少了谷类、蔬菜的摄入，导致膳食纤维摄入少、蛋白质摄入过多，这不仅可引起便秘，更因为过多蛋白质摄入而引起口臭等所谓“热气”的症状出现。此外，过多的钙摄入（补充大量的钙同时喝大量的牛奶）也有可能引起便秘。

如果孕妇每天进食适量含纤维多的谷类（全麦、杂粮或豆类）、蔬菜和水果，适量的蛋白质，饮用低脂或对牛奶脂肪进行调整过的配方奶粉，加上适量饮水和适度活动，是不会发生便秘的。

为什么喝普通牛奶可能便秘而配方奶粉可能不发生便秘？这是因为品质良好的孕妇配方奶粉已经脱掉了其中的饱和脂肪酸，取而代之的是由植物油配制的脂肪酸，可以很好地避免皂钙的形成。所以，合理安排孕妇膳食，选择好的孕妇配方奶粉，可以避免所谓“热气”现象的出现。

41 孕妇是否应该忌口？

不健康的食物可能会影响到胎儿的发育，甚至会导致先天畸形、智力障碍。因此，孕期有必要适当的忌口。

但是，如果不分清白完全听信民间习俗，这也不能吃，那也不能吃，这样的习俗会成营养物质摄入的障碍，进而影响到母子双方的健康。

在某些地方流传这样的说法，孕妇吃兔肉会导致孩子“兔唇”，吃青蛙会导致孩子“眼突”，吃蛇导致孩子“皮肤不光滑”，连蔬菜、水果也被认为易导致孕妇湿毒。其实这些说法都不科学。兔肉、蛇肉、青蛙肉在营养素构成方面与猪肉等其他肉类相似，并无质的差别，这些食品本身并不会导致孩子畸形。但从保护野生动物和食品安全的角度考虑，我们建议大家不要吃蛇肉、青蛙肉等野生动物肉。蔬菜、水果是健康食物，对宝宝的健康只会有好处。不过，由于孕期胎儿发育的特殊性，对那些或多或少含有对胎儿发育不利因素的食物，如油炸、熏烤、含有各种可能致癌、致畸化学污染物的食物应忌食，尤其是在孕初期。辛辣刺激性食品，如花椒、胡椒、五香粉等，易造成胃痛、痔疮、便秘，应尽量少吃。山楂对子宫有兴奋作用，过量食用可使子宫收缩导致流产。浓茶、咖啡可能会增加孕妇的心、肾负荷，不利于胎儿的健康发育。烟、酒也是孕期应禁止的。

42 如何通过饮食预防缺铁性贫血？

贫血是孕妇的常见病和多发病，一般而言，约有15%~20%的准妈妈有不同程度的贫血，孕中期发病率可能超过30%。绝大部分贫血是由于缺铁引起，即我们平时说的缺铁性贫血。由于孕期胃肠功能相对较弱，铁剂的补充难以被孕妇接受，而通过饮食调整，缺铁或缺铁性贫血，可以得到有效的防治。

食物中的铁分为血红素铁和非血红素铁。血红素铁存在于动物性食品中，它在膳食中所占比例虽小，但它的吸收率高（10%~30%），动物蛋白可促进铁的有效吸收。也就是说，平时常吃肉类，特别是红肉类，对预防缺铁性贫血有帮助。动物内脏，尤其是肝脏含铁丰富，这种铁的吸收率高，每周可少量多次摄入；动物血也是铁的较好来源。非血红素铁存在于植物性食品中，它在膳食中所占的比例虽大（可高达85%），但吸收率很低（约1%~3%），这是因为植物性食物中含有较多的草酸和植酸，影响了铁的吸收。不过，不少蔬菜中含有丰富的维生素C，可以促进铁的吸收。因此，除了可选择含铁丰富的动物性食物外，膳食的合理搭配也很重要。缺铁性贫血的孕妇可参考下列含铁质和蛋白质丰富的菜肴：番茄煮牛肉，青椒炒猪肝，红枣蒸猪肝，韭菜花炒猪血，丝瓜炒腰花，黑木耳蒸鸡，红枣蒸乌鸡，清蒸狮子头，菠菜猪肝汤，猪血豆腐汤，黑豆鲶鱼（塘虱）汤，红枣乳鸽汤。

43 糖尿病患者能怀孕吗？

在胰岛素发现之前，医学上认为有糖尿病的妇女不能怀孕，怀孕期间发生糖尿病且血糖控制不理想的孕妇，也要终止妊娠。因为妊娠期间血糖增高，或者长期控制不理想，很可能会引起胎儿先天性畸形、死胎、早产、新生儿血糖过低、呼吸窘迫综合征、孕妇泌尿道感染等。而妊娠期间血糖控制不理想，还可能产生巨大胎儿，增加难产的危险，不但影响胎儿发育，也危害母亲健康。

现代医学的发展，尤其是胰岛素治疗效果的不断进步，使血糖控制不理想的孕妇减少。即使是糖尿病患者，只要能成功控制血糖，均可以成功妊娠。而那些妊娠期间新发现糖耐量异常，或糖尿病程度较轻的患者，更不必担惊受怕。因为，大多数这类患者都可以通过合理饮食控制好血糖，生一个健康的宝宝。

44 妊娠糖尿病患者需要控制食量吗？

一般而言，无论是否需要注射胰岛素，“糖妈妈”的饮食都要在营养医生的指导下进行适当的控制。怀孕后1~3个月，胎儿生长比较缓慢，孕妈妈的体重增加也不会太明显，因此食量没有必要特别增加；怀孕4个月后胎儿生长速度加快，孕妈妈的体重增加速度也加快，食量应适当增加，并根据体重的变化及时地调整食量。体重增重因人而异，在孕中、末期，肥胖者以每周0.3kg、消瘦者以每周0.5kg，体重正常者以每周0.4kg为宜。为确保母体的健康及胎儿的正常生长发育，孕妇在孕期必须密切观察体重的变化，发现异常时及时咨询营养医师，体重的监测与血糖的监测同样重要。

45 妊娠糖尿病患者如何安排一日三餐？

妊娠糖尿病患者的一日三餐基本原则是按时按量、少食多餐。饮食没有规律，血糖忽高忽低，易造成胰岛素分泌紊乱，是血糖控制不佳的重要原因。无论是正餐，还是加餐，都应该养成每日按时定量进食的习惯。勿因饥饿而随意加餐，也勿因不饿而随意减餐。目的是使胰岛素的分泌与餐后血糖的变化相适应，维持血糖的稳定。

一次进食大量食物会造成血糖快速上升，因此把食物分散在全天多餐，可避免血糖峰值过高，有助于维持血糖相对平稳。在早、中、晚三正餐之外，可增加2次点心，分别为水果餐和睡前加餐。水果餐安排在上午和下午的两餐之间，睡前加餐应安排在睡前1小时左右。后者应以清淡有营养点心为宜，如不含蔗糖的孕妇奶粉，少量花生、杏仁等坚果。在孕早期，由于食欲差、呕吐等妊娠反应大，还可多增加几次加餐，以弥补食物摄取的不足。

46 妊娠糖尿病患者如何选择食物?

除了一些妊娠期间需要特别增加的营养食物，如孕妇奶粉、动物肉类（肝脏、动物血）等外，其他食物种类的选择要求与一般糖尿病患者大体相同，仍以“大众菜、大众饭”为主。根据孕妇特别的需求，在饮食要求上，食物的种类应更丰富、更富于营养，但没必要给予过多的滋补汤或保健品，除非有医生的建议。

有的孕妇担心血糖高，就不吃饭。采取任意减少饭量，甚至不吃饭来控制血糖的方法是不可取的。因为，米饭等谷类，即人们常说的主食，要为机体提供碳水化合物。碳水化合物是机体能量的重要来源，对维持血糖的稳定，脂肪、蛋白质等物质的正常代谢、避免酮体产生、改善胰岛素敏感性等均具有重要意义。为防止过多谷类摄入所引起的血糖过高，建议尽量选择纤维含量较高、在肠道消化吸收较慢的未精制谷类，或者粗细粮搭配，如以糙米、五谷饭或豆米饭取代白米饭，以全麦面包或馒头代替精白面面包和馒头。选择血糖生成指数较低的水果，如柚子、桃、苹果等，避免含糖饮料及甜食。

一般而言，含膳食纤维，尤其是可溶性膳食纤维较多的食物血糖生成指数比较低，糊化程度不好或老化的碳水化合物的食物血糖生成指数也比较低，如谷类中的荞麦、燕麦、黑麦、大麦、全麦、黑米及其制品。水果中的柚子、樱

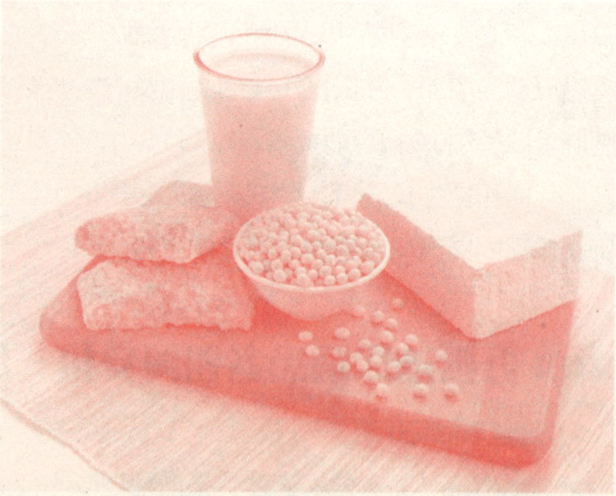
粗粮食物血糖生成指数低

桃、李子、桃、苹果等血糖生成指数较低，而白米、糯米、精白面、西瓜、猕猴桃、菠萝和香瓜等血糖生成指数相对高，尤其是糊化较为彻底的糯米饭、去筋的白小麦面包、白小麦馒头、大米粥，以及非常成熟而且含糖高的香蕉、西瓜等水果食物血糖生成指数值较高。为使妊娠糖尿病人的血糖控制在平稳的范围，要尽可能选用血糖生成指数较低的碳水化合物食物，并向专业营养医生咨询食物选择或相关知识。

47 妊娠期高血压，饮食怎么办？

在妊娠5个月后，有的孕妇出现浮肿、血压增高、蛋白尿，严重时出现头痛、头晕，甚至抽搐、昏迷，简称妊高征。如果不积极地治疗和调整饮食，很可能会影响到母体和宝宝的健康，严重的还会导致孕妇和胎儿死亡。

引起妊高征的常见饮食因素多为孕妇钙、镁、铁、维生素A、维生素B_2的摄入量不足，而盐、动物脂肪摄入过多。因此，孕期高血压患者，饮食一定要清淡少盐，还要注意其他的膳食调配。

⊙ 控制总能量摄入。能量摄入过高易导致超重或肥胖，而肥胖是妊高征的一个重要危险因素，所以孕期要适当控制食物的量，不是“吃得越多越好”。注意孕期体重的监控。为此，需要减少脂肪尤其是饱和脂肪酸的摄入量，包括炒菜尽量少用植物油，多选用含脂肪低的鱼类、禽肉，即使是瘦的猪肉，脂肪含量大约也有10%，高于鱼、禽类瘦肉。

⊙ 减少盐的摄入量。钠盐过多导致水钠潴留，可加重水肿，使血压升高。每日食盐量应在4克以内。需要提醒的是，酱油和味精也富含盐（钠），咸菜、咸鱼、咸肉、咸蛋、酱菜更是重盐食品，需要忌口。

⊙ 多摄入富含钙和镁的食物，如牛奶及奶制品含丰富的钙质，豆类、绿叶蔬菜含丰富的镁，海产品也是较好的选择。

48 孕妇肥胖，需要减肥吗？

孕妇肥胖不宜减肥，但要关注和监控体重的增长速度和增加的数量。

由于经济发展、生活水平的改善，孕妇孕期体重增加过快或过多的现象比较普遍。甚至有的孕妇和家人认为，体重越重，增加得越多，将来会生一个人见人爱的大胖小子。其实这是一个不对的想法。

一般而言，孕期体重的增加包括：①胎儿、胎盘、羊水、母体子宫、乳腺、母体血量等的增加，约6~7公斤，这些增加被称为必要性的体重增加；②3~4公斤的脂肪增加，被认为是母体为产后泌乳进行的能量储备。对孕前就超重或肥胖的妇女而言，专家建议，孕期增加约7公斤比较理想，若以周为例，孕20周后，每周增重不宜超过300克，因为她们体内储备的脂肪已经足够甚至过多，不需要再增加。过多体重增加的后果可能是导致胎儿体内脂肪过多，生出巨大胎儿，即新生儿体重超过4.0公斤，导致难产的危险增加。另一方面，使本来就超重或肥胖的妈妈，产后更为肥胖，从而增加了发生各种肥胖相关慢性病，如糖尿病、高血压等的危险。

49 肥胖孕妇如何控制体重的过多增长？

肥胖的孕妇也需要均衡的膳食。谷类、豆类、肉类、奶类、蔬菜水果类各种食物一样都不能少。这些食物是胎儿生长发育的基本保证。要在食物的选择和数量安排上下些功夫：①选择血糖生成指数较低或膳食纤维含量较高的谷豆类作为主食，如红米、荞麦、黑麦、燕麦、整粒豆类代替部分的精米和白面；②选用低脂肪的动物食物作为优质蛋白质的来源，如鱼类、去皮的禽类、兔肉代替瘦猪肉，瘦猪肉的脂肪含量约10%，偶尔也可选用牛柳肉（脂肪含量在4%以下），饮用低脂奶或去掉牛奶脂肪的孕妇配方奶粉；③用煮、焯等烹调方式烹调食物，降低烹调油的数量，忌食油炸等高能量食物；④忌食含糖饮料、甜食、甜度高和血糖生成指数高的水果，偶尔可用代糖；⑤有规律地进餐，少量多餐，除早、中、晚三正餐外，可加早、中、晚三小餐，三正餐都应有富含膳食纤维的蔬菜、水果或粗粮，既能减轻饥饿感，又可延缓葡萄糖的吸收，降低餐后血糖；进餐要缓慢，仔细品尝，细嚼慢咽，不要过饱；⑥在医生指导下，适量补充维生素和矿物质。

50 怎样安排肥胖孕妇的一日食物？

肥胖孕妇孕中期一日食谱举例如下：

早餐 咸豆浆250ml（虾皮少量），奶酪面包（全麦咸方包70g，脱脂奶酪20g）。

加餐 鸡蛋60g，柚子2片。

午餐 米饭（大米100g），枝竹（腐竹）焖大鱼（胖头鱼100g，枝竹25g），炒小白菜250g。

加餐　牛奶250ml，梳打饼干20g。

晚餐　米饭（大米100g），鲜菇木耳炒牛柳（牛肉100g，草菇50g，云耳5g），白灼生菜250g，节瓜鱼尾汤1碗。

加餐　橙150g。

全日烹调用油20g，该食谱提供能量约2 000kcal，蛋白质90g。

适用人群：身高165cm以上的孕中期或末期的孕妇。

第二篇　哺乳妈妈的营养

哺乳妈妈的生理和代谢改变

① 为什么女性的乳房产后就能分泌乳汁?

女性的乳房是一个神奇的器官，是建立母子、亲密关系的桥梁，也是人类哺育下一代必需的工具。女性的乳房也是一个大的内分泌腺，随着女性年龄的增长和性发育，在女性激素的作用下，腺泡、乳腺管、乳头及乳晕也逐渐发育。未怀孕时，乳腺处于静止状态。在妊娠时，由于胎盘分泌大量雌激素和脑垂体分泌催乳素的影响，乳腺明显增生，腺管延长，具有分泌乳汁的能力。随新生儿和胎盘的娩出，雌激素水平急剧下降及催乳激素水平急剧上升，加上婴儿的气味、母子的接触、孩子的哭声，以及新生儿对乳头的吸吮等刺激，催乳激素的分泌和作用加强，使乳汁的分泌逐渐增多。但由于人类进化为直立行走，为减少地球引力的影响，乳房的性状、大小及储存乳汁的量都受到限制。

② 乳汁分泌受哪些因素的影响?

泌乳量受多种因素调节。①妈妈体内的激素（如催乳素），婴儿对乳头反复吸吮的刺激可促进催乳素分泌，进而促进乳汁分泌；②妈妈的情绪和心理因素也影响乳汁分泌，紧张焦虑的心情会抑制乳汁分泌，而良好的环境、愉快的心情可促进乳汁分泌；③乳母的营养状况也是影响泌乳的重要因素，乳母营养状况影响乳腺分泌细胞营养素合成及乳汁分泌量，如果乳母能量摄入很低时，泌乳量可下降到正常的40%~50%。营养状况良好的妇女如果在哺乳期为避免发胖而节制饮食，也可使泌乳量迅速减少。而对于营养状况较差的乳母，补充营养，特别是增加能量和蛋白质摄入量，可增加泌乳量。维生素A的含量与乳母膳食关系密切，维生素B_1、维生素B_2、尼克酸、维生素C等在乳汁中的含量直接受乳母膳食影响。而乳母膳食中维生素B_1缺乏会使乳汁中维生素B_1缺乏，最终会导致婴儿患急性脚气病。膳食中钙含量不足时则首先动用母体的钙，以维持母乳中钙含量稳定。但乳母膳食中若长期缺钙，也会导致乳汁中钙含量降低。乳汁中锌、铜、碘的含量均与乳母膳食密切相关。

3 哺乳妈妈一般能分泌多少乳汁?

乳腺是代谢率最高的器官之一，正常情况下，在哺乳的头6个月，平均每天泌乳量为750ml。如果乳母能量摄入低时，泌乳量可减少到正常的40%~50%。营养状况良好的妇女如果在哺乳期为避免发胖而节制饮食，可使泌乳量迅速减少。而对于营养状况较差的乳母，补充营养，特别是增加能量和蛋白质的摄入量，可增加泌乳量。实践证明，乳母保持愉快的心情，保证充足的睡眠和休息，注意平衡膳食和合理营养，多喝汤水等有助于乳汁的分泌。掌握正确的喂乳方法，几乎所有母亲均可分泌足够的乳汁，满足婴儿的需要，这是人类的天性。通常产后初期，乳汁分泌较少，但通过婴儿对乳头的吮吸刺激，可反射到垂体，刺激催乳激素的分泌，进而促进乳汁分泌。越早、越多地让婴儿吸吮乳头，乳量分泌就会越多。

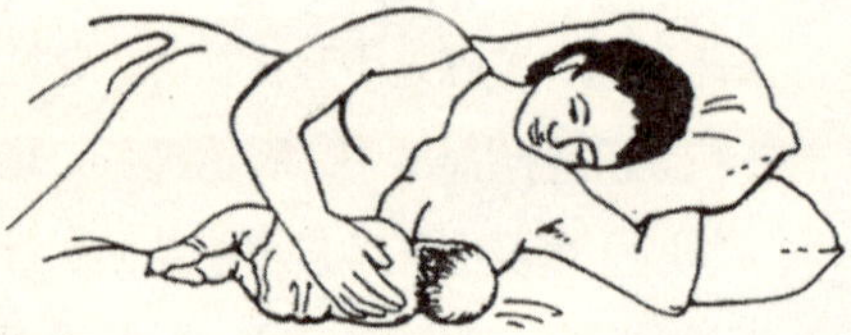

营养良好的乳母能分泌足够的乳汁

4 为什么产后需要“坐月子”?

经过了280天喜忧参半的怀孕生活，听到宝宝“哇”一声的啼哭，妈妈们都可能会掉下欣喜的眼泪。初为人母的妈妈们都松了一口气，但随之而来又会担心自己的奶水是否能满足宝宝的需要，使宝宝健康成长，要怎样调理才能使自己身体尽快恢复呢?

对孕妇而言，分娩是需要动员体内能量和营养储备的一场应激战，加上分娩时的产伤和出血，以及产时耗力，产后妇女都有一段极度虚弱的时期，由于应激引起的消耗，产后妇女的代谢能力和抵抗力都处于低下水平。因此，不知从什么时期开始，民间都有“坐月子”的习惯。“坐月子”即在产后1

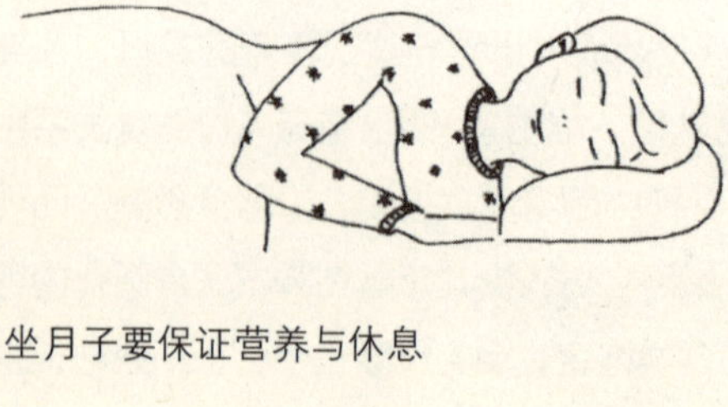

坐月子要保证营养与休息

个月内的修养，除了休息就是营养。产后合理的营养，除补偿妊娠、分娩时所损耗的营养素储备，促进各器官、系统功能的恢复以外，也为乳汁的分泌提供了物质基础。

⑤ 为什么产妇很容易流汗？

产后出汗多称为“褥汗”，在夜间入睡和初醒时更甚，往往满头大汗，衣衫湿透。民间习惯把夜间出汗当作身体虚弱的表现，所以认为产后出汗多也是由于虚弱引起，于是就要求产妇卧床休息、加厚衣服、大量进补，以免受风寒而落下病根子，但实际上这对产妇并没有好处。

妊娠期间，由于胎盘循环建立和子宫、乳房增大，血容量增加，同时体内水钠潴留；产后，胎盘排出、子宫收缩，胎盘和子宫内的血液进入血循环，妊娠时巨大子宫施加于下腔静脉的压力消除，静脉回心血量增加，组织间储存的钠和液体也被吸收到血循环中，所以产后回心血容量大增。为保持正常血容量，以免增加心脏的负荷，必须通过汗液、尿液和呼吸排出多余的水分，大约需2周才能恢复到孕前状态。产后皮肤功能趋于活跃，其中汗腺最明显，它可加速排泄出体内多余的水分和废物。此外，产后多会进食高能量的食物及汤水，营养物质代谢也旺盛，所以也可导致多汗，因此产妇会比正常人多汗，这是正常的生理代谢现象，是身体器官组织进行复原的表现。只要勤换衣服，避免受凉即可，大可不必加厚衣服，尤其在大热的天气，更容易导致热病。

⑥ 产后为什么容易手脚麻木？

小英坐完月子后开始觉得两个中指有点发麻，后来发展到全部手指，干活都不灵活了，后来连双脚都开始麻木，有时还会有针刺样疼痛，她不知得了什么病。去看中医，中医认为是因产后体质虚弱、气血不足或着凉所致；而西医认为是由于妊娠后组织水肿，筋膜、肌腱及结缔组织等软组织变紧压迫神经所致。随着产后恢复，此麻痹症可逐渐减弱，多会自然恢复，不会有严重后果，可以通过中医药膳调理和按摩加速恢复。中医药膳可服通血脉、补气血、增强体质的中药材如北芪、阿胶、人参、丹参等，还应该多吃乌鸡、红枣、大枣、黑米、猪肝等补血的食物。按摩的方法有：①手臂麻木时，可按揉在锁骨附近臂丛穴，用对侧手拇指抵住此穴，其余四指放在肩上，拇指按压揉摩，晚上睡觉时可用枕头把双肩垫高，以有利于症状消除；②腿脚麻木时，可用拇指揉按足三里、三阴交，每次3~5分钟。

⑦ 为什么产后容易发生便秘？

晓芬产前就很容易发生便秘，生产后活动很少，家里人又不让多吃蔬菜和水果，还让她尽量多吃鸡蛋、鸡肉和鸡汤，她的便秘情况更严重了，经常是两三天才能困难地排一次大便，而且干结、带血，但晓芬又不敢用泻药和软便剂，所以她非常苦恼。

很多孕妇孕期会有便秘，生产后更容易便秘，这主要与生理变化、饮食习惯以及生活作息等有关：①生理变化：妊娠晚期，腹部的腹直肌和盆底肌被愈来愈大的子宫撑开，甚至有部分肌纤维断裂，产后变得松弛，腹压减弱，无力协助排便。另外产妇也因害怕损伤伤口缝线或排便时所造成的疼痛而不敢用力，就容易造成便秘。②饮食习惯：产妇在产后摄入的多是高蛋白、高脂肪的食物，而往往缺少足够的膳食纤维以刺激肠蠕动，从而也导致排便不舒畅。③产妇坐月子期间大多数时间会卧床休息，活动量少，肠蠕动缓慢也容易引起便秘。

⑧ 如何防治产后便秘？

为避免便秘的发生，最好是从改变饮食习惯和生活作息入手进行调节。要多吃富含膳食纤维的蔬菜、水果和杂粮等食物，以刺激肠蠕动促进排便，如菇类、菠菜、菜花、红薯、红米、玉米、小米等。平时也要有适当的活动，如适当的散步及一些轻松的家务，不能老躺在床上休息。如果便秘严重，或排便时疼痛厉害，这种情况应该用软便剂，以免引起脱肛、痔疮、子宫下垂等情况。

除了上述饮食调节外，也可以试试中医的食疗方治疗产后便秘：①胡桃肉去皮盐水炒食；②芝麻捣碎拌白糖吃；③芝麻酱拌菠菜；④白木耳汤；⑤蜂蜜加米煮粥，或与芝麻共同煮粥；⑥大枣乌鱼汤。

⑨ 怎样预防产后肥胖？

菲菲怀孕前是人人羡慕的标准身材，怀孕期间为了宝宝的发育拼命吃，结果孕期重了20公斤，产后为了乳汁丰富又大量进食高蛋白、高脂肪的肉类、奶类和肉汤，结果宝宝7个月断奶后，想减肥却怎么也减不下来，为此菲菲非常苦恼。大多数产妇孕前都是身材苗条的，都希望自己产后能恢复原来苗条的身材。但由于产后营养过剩，同时又忽视身体锻炼，导致产后肥胖，怎么也瘦不下来，那怎样才能预防产后肥胖呢？

首先，怀孕期间要适当饮食，控制好体重的增长。孕前体重正常的孕妇，整个孕期增重约13公斤为宜，孕前消瘦的孕妇可适当增多，但也不能过多，而原来肥胖的孕妇则需增加的体重比正常者要少，具体的体重增加标准根据孕前的体重指数（BMI）确定。体重增加过快、过多容易导致妊娠期糖尿病、妊娠期高血压综合征等疾病，而且增加了产后减重的困难。

其次，产后要合理调节饮食，要粗细粮搭配，多吃水果和豆制品、鱼类、蛋类，不宜摄入过多肥厚、油腻的高脂、高糖食物。

再者，产后要早下床活动。正常情况下，自然分娩的产妇在产后24小时就可以下床活动，从产后第二天开始，就可以做一些轻微的活动和产后保健操，15天后可以做些力所能及的家务劳动。

有些食物能帮助减肥，如：冬瓜、黄瓜、山楂、海带、海蜇、小豆、茶、魔芋、兔肉。其他如豆类、萝卜、苦瓜、丝瓜、芹菜、菜花、芦笋、米耳、紫菜、薏米等均有一定的辅助作用。需要注意的是产后减肥最好在坐完月子后，哺乳者则需断乳后才开始减肥。

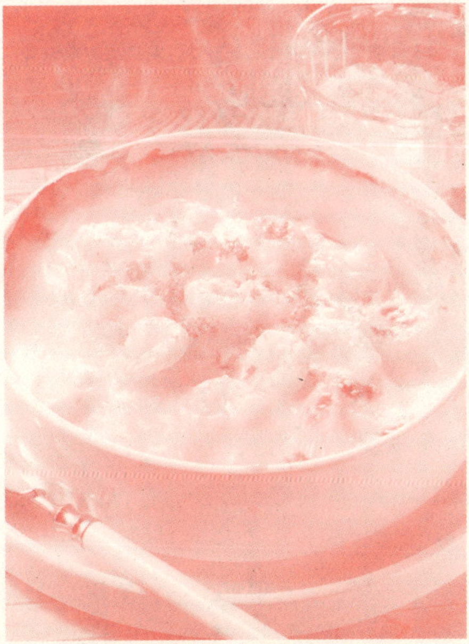
产后减肥要选择适当的时机

10 “坐月子”一定要大补吗？

在10年或20年之前，坐月子大补可能是合理的，因为当时的经济环境和食物短缺使我们的育龄妇女没有足够的营养储备，产后需要尽量补充营养。而今，经济改善、食物丰富，加上优生优育政策的推广，一个妇女一生可能只生一个孩子，育龄期和孕期在众人的呵护下，已经摄入和储备了足够的营养，有些孕妇可能体内还储备了过多的脂肪。加上坐月子运动又少，补得过多，反而易引起体内代谢系统的功能紊乱，给未来患上慢性代谢性疾病（如糖尿病、高脂血症等）埋下病根，更给产后体型的恢复带来了困难。因此，产后也应合理营养和平衡膳食，不宜大补。

⑪ 在“坐月子”期间需要节食减肥吗?

许多妇女在怀孕期间增加了过多的体重，生产完后，身体仍然呈肥胖状态。有些爱美的女性，为了早日恢复苗条的身材，生产后立即节食减肥，严格限制能量，进食很少的主食、肉类和奶类，以为体重会很快减下去，但这是相当不明智的做法。

虽然我们建议超重的产妇最好在产后进行减肥，但要选择适当时机，不能在月子期间就立刻开始实施节食减重计划。因为坐月子期间，母体仍处于恢复阶段，需要丰富的营养修补身体所受的损伤，如果急于在此时节食减肥，身体就很难恢复，对身体健康有害，而且进行母乳喂养的产妇必须消耗更多的能量、蛋白质和脂肪，节食会直接影响乳汁的分泌量和质量。

必须减体重的非母乳喂养产妇，通常建议在产后一个月才能开始减重计划，而且适宜的减重速度为每月2kg，不宜减得太快；母乳喂养的妇女如果必须减轻体重，最好是等断奶后再进行减重。

⑫ “坐月子”的妈妈也要适当的活动吗?

传统坐月子的基本原则就是要多吃少动，以免伤身。而现代的观念认为，适当多吃的同时，还应该有适量的活动，才能促使子宫更好地恢复，身体更快地复原。

现在条件好了，很多家里都会请月嫂，一家人围着产妇和小孩转，产妇没什么事做，吃得又多又好，产后不但没有因为分泌乳汁而降低体重，反倒越来越胖。因此产后需要一定的休息和营养，但也需要在适当的时候进行适当的活动。

理论和实践都已证明，产妇进行适当的活动锻炼有利于产妇身体恢复，如适当活动可加强子宫、阴道收缩，促进子宫体回缩复原，促进子宫内膜修复和恶露排出，恢复阴道张力，加速伤口愈合，并可预防子宫后倾和子宫脱垂等产后疾病；适当活动可促进膀胱功能恢复，利于产后排尿，减少产后尿潴留，恢复扩张的肾盂和输尿管，预防泌尿系统感染；适当活动可促进胃肠道功能恢复，增强营养物的摄取和吸收，减少产后便秘，减少痔疮的发生和发作；适当活动可加强循环系统功能，提高心肺功能，促进恢复体力，减少产后下肢静脉炎和血栓的生成；适当活动可促进肌肉收缩，消耗体内多余的能量，减少脂肪积聚，调整内分泌代谢，有助于预防肥胖，重塑体形，促进骨质增强，防止产后骨质软化、疏松，预防产后腰背痛。

⑬ 产后如何安排活动和锻炼？

自然分娩产后活动锻炼的时间可从分娩后第一天开始。分娩后6~8小时即可坐起。第二天就可以下地活动，并做缩肛练习，每日3~4次，每次3~5分钟。以后可根据体力状况逐渐增加腹式呼吸、直腿抬高、抬臀等腹部运动。10~14天后可以做胸膝卧位、仰卧起坐等动作，以增强腹肌的张力。活动锻炼要注意适度和坚持，不可过量，可分阶段进行，逐渐增加活动的时间和幅度。

哺乳妈妈的营养需要

14 哺乳的妈妈需要多少能量?

哺乳期母体对能量的需要量增加，因为乳母除要满足自身的能量需要外，还要供给乳汁所含的能量和分泌乳汁过程所需的能量。人乳所含能量约为293 kJ (70 kcal)/100ml，由膳食能量转化为乳汁能量时的转换效率为80%，故母体必需摄入0.36 MJ(87 kcal)能量方能供给100ml乳汁所含能量。按每天泌乳750ml计算，则每日需额外增加能量2.73 MJ (653 kcal)。正常怀孕条件下，妇女在妊娠期所增长的体重中约有4千克为脂肪，这些孕期贮存的脂肪在哺乳期能被消耗以提供能量。以哺乳期为6个月计算，每日由贮存脂肪提供的能量约为0.7MJ（165kcal）。其余能量要通过膳食得到补充。中国营养学会2000年建议乳母能量推荐摄入量是在未孕妇女的基础上每日增加2.09MJ (500kcal)。衡量乳母摄入能量是否充足，可以泌乳量和母亲体重来判断。泌乳量应能使婴儿饱足，而母亲应逐步恢复至孕前体重。如母亲较孕前消瘦或孕期储存的脂肪不减，表示能量摄入不足或过多。

15 哺乳的妈妈需要多少宏量营养素?

这里的宏量营养素主要指蛋白质、脂肪和碳水化合物。妈妈的营养需要与乳汁分泌密切相关。人乳蛋白质含量平均为1.2g/100ml，如每日泌乳750ml，则共含蛋白质9g。由于膳食蛋白质转变为乳汁蛋白质的转换效率为70%，故泌乳750ml需消耗蛋白质13g。如果膳食供给的蛋白质生理效价低，则转变成乳汁蛋白质的效价会更低。因此，为

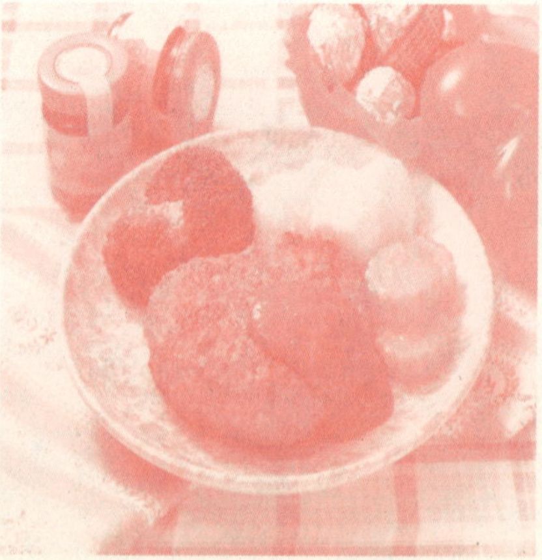

乳母的主食和肉类都应该充足

满足乳母对蛋白质的需要，需额外增加蛋白质的供给量。中国营养学会提出的推荐摄入量为，乳母每日应增加蛋白质20g，达到每日85克，并保证优质蛋白质的摄取。

乳母能量平衡时，乳汁脂肪酸含量和组成与乳母膳食脂肪摄入量和种类有关。脂类与婴儿脑发育有密切关系，尤其是长链多不饱和脂肪酸（如DHA）对中枢神经系统的发育特别重要。脂溶性维生素的吸收也需要脂类。因此乳母膳食中要含有适量脂类，并且动、植物性脂肪应适当搭配。乳母摄入脂肪量以占总能量的20%~30%为宜。乳母膳食中也应保证供给足够的碳水化合物，其提供的能量应占总能量的55%左右。

16 哺乳的妈妈需要多少钙?

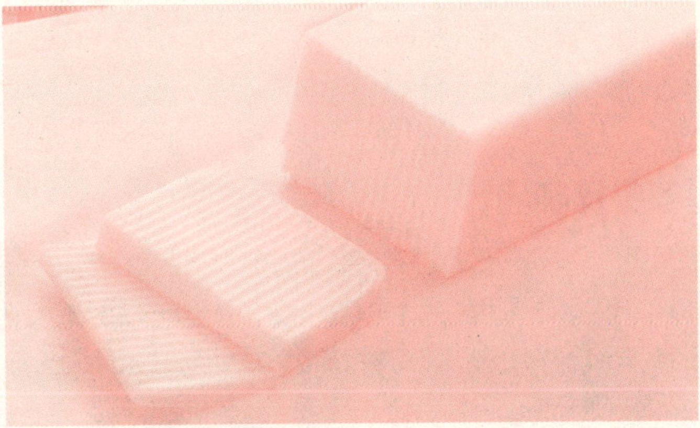
芝士等奶制品是补钙的良好来源

人乳的钙含量比较稳定，一般为30mg/100ml，乳母每日通过乳汁分泌的钙约300毫克。乳母的钙需要量包括泌乳所需钙量和母体所需钙之和。通过母体钙代谢的研究发现，如乳母膳食钙的摄入量不能满足需要，通常不会影响乳汁中钙含量，但母体骨骼中的钙将被动用，乳母可因缺钙而易患骨质软化症，轻者常出现腰酸腿痛、抽搐等症状。为保证乳汁中钙含量的稳定及母体的钙平衡，乳母应增加钙摄入量。2000年中国营养学会提出的乳母膳食钙适宜摄入量为每日1 200mg。据各地区的调查，目前妇女哺乳期钙的平均摄取量大多数达不到适宜摄入量的50%，有的只达到20%~40%。因此乳母应注意多选用奶类等含钙丰富的食物。

17 哺乳的妈妈需要多少铁?

由于铁很难通过乳腺进入乳汁中，使母乳中铁含量极少。增加乳母膳食铁的摄入量虽然可升高乳母血清铁水平，但对乳汁中铁含量的影响并不明显，但可以补充母亲因为妊娠和分娩丢失的血，恢复和纠正孕期的贫血状态，乳母铁的补充仍然有意义。乳母膳食铁的适宜摄入量为每日25mg，膳食中应多供给富含铁的食物，尤其是富含血红素铁的动物性食物，以及促进铁吸收的富含维生素C的蔬菜和水果。对那些素食人群，要在医生指导下，补充铁剂以预防或纠正缺铁性贫血。因为，植物性食物来源的铁生物利用率低。

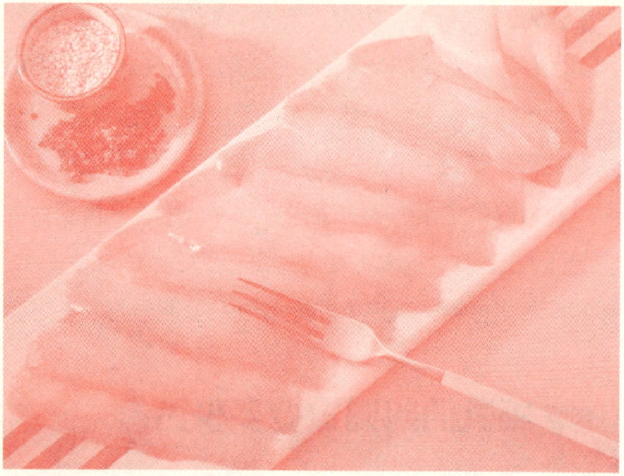
肝脏及肉类中含铁丰富

⑱ 哺乳的妈妈需要多少锌和碘？

哺乳的妈妈对锌和碘的需要与婴儿需要密切相关。锌与婴儿的生长发育及免疫功能有密切关系，也有助于提高乳母对蛋白质的吸收和利用。乳汁中锌含量受到乳母膳食中锌摄入量的影响，故乳母膳食应适当增加富含锌的食物。中国营养学会推荐的乳母膳食锌摄入量为每日21.5mg。建议适当摄入含锌量较高的海产品。

由于乳母的基础代谢率和能量消耗增加，碘的摄入量也应随之增加。乳母缺碘可导致乳汁缺碘，进使其导致婴儿缺碘使其智力和体格发育低下。乳母膳食碘的推荐摄入量为每日200μg。除摄入加碘食盐外，还建议每周吃一次海产品，如海带、紫菜等。

⑲ 哺乳的妈妈需要多少维生素A？

维生素A对婴儿的生长发育，尤其是骨骼和视力发育和功能维持都有重要的意义。乳母维生素A的摄入量可以影响乳汁中维生素A的含量，通过膳食补充维生素A可使乳汁中维生素A含量提高数倍。乳母膳食维生素A的推荐摄入量为每日1 200μg视黄醇当量。由于我国普通膳食以植物性食物为主，维生素A主要来源于部分胡萝卜素的转换，效价较低，使维生素A

缺乏较为普遍，尤其是孕妇、乳母和婴幼儿。因此乳母需合理调配膳食，注意适量选用富含维生素A的食物，如动物肝脏、奶类、蛋类等。深绿色或红黄色果蔬中富含维生素A原胡萝卜素，也应常选用。

20 哺乳的妈妈需要多少B族维生素？

B族维生素包括维生素B_1、维生素B_2、烟酸等一大类维生素。如维生素B_1是乳母膳食中很重要的一种维生素，能够改善乳母的食欲和促进乳汁分泌。若乳母膳食中缺乏维生素B_1，则乳汁中也会缺乏维生素B_1，严重缺乏时可使母乳喂养的婴儿发生婴儿型脚气病。乳汁中B族维生素的含量受到妈妈膳食中B族维生素的含量的影响。也就是说，妈妈膳食中富含B族维生素，乳汁中B族维生素的含量也会丰富。为保证婴儿对B族维生素的需要，乳母的B族维生素需要也相应增加。通常维生素B_1、维生素B_2、烟酸的供给随乳母能量需要的增加而增加。故应特别注意增加乳母B族维生素的供给。乳母膳食维生素B_1的推荐摄入量为每日1.8mg，通过日常膳食不易达到，应注意多吃粗粮、豆类、瘦猪肉等富含维生素B_1的食物。乳母膳食维生素B_2的推荐摄入量为每日1.7mg，多吃肝、奶、蛋以及绿叶蔬菜、豆类等食物可改善维生素B_2的营养状况。

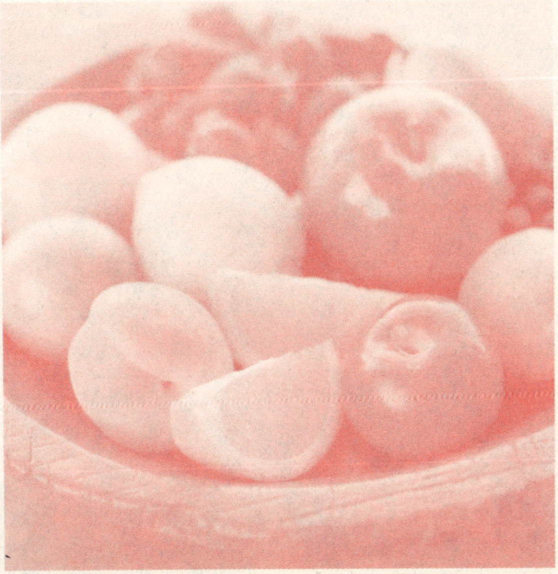

水果中富含各种维生素

21 你知道微量营养素的食物来源吗？

为方便查找，将微量营养素主要的食物来源列于下表：

微量营养素	主要食物来源
钙	奶和奶制品是较好的钙来源；其次是连骨、连壳吃的小鱼和小虾，以及坚果类，豆类，绿叶蔬菜如甘蓝菜、花椰菜等。
铁	动物血、肝脏、牛肾、大豆、黑木耳、芝麻酱；其次是禽畜肉类（特别是瘦肉）、鱼类、蛋黄、干果类、猪肾、羊肾等。
锌	贝壳类海产品、红色肉类、动物内脏，以及干果类、谷类胚芽、麦麸、奶酪、虾、燕麦、花生和花生酱等。
碘	海产品，包括海带、紫菜、干贝、海蜇和海鱼等。
维生素A	动物肝脏，如羊肝、鸡肝、猪肝含有丰富的维生素A。 胡萝卜素在人体内可以转化成维生素A。胡萝卜素主要存在于深绿色或红黄色的蔬菜和水果中，如胡萝卜、青椒、芹菜、绿叶菠菜。
维生素D	日光照射可使皮肤合成维生素D。海鱼、鱼卵、动物肝脏、蛋黄、奶油和奶酪等含一定量的维生素D。
维生素B_1	动物内脏如肝、心、肾；其次是肉类，以及粗粮，杂粮、坚果、豆类。
维生素B_2	奶类、蛋类、肉类、鱼、谷类、蔬菜水果。
维生素C	新鲜的蔬菜、水果，如绿、红、黄色的辣椒、菠菜、红枣、山楂、青菜、柚子等；野生的蔬菜和水果如：苋菜、刺梨、沙棘、猕猴桃和酸枣等。

哺乳妈妈的膳食

22 哺乳妈妈的膳食有哪些特别之处?

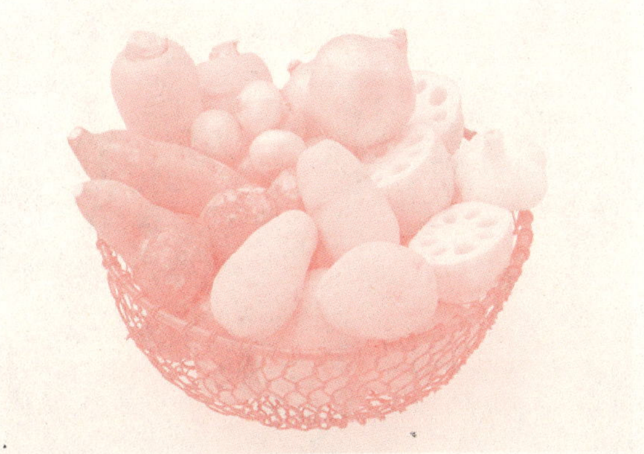

均衡的饮食是丰富营养的基础

按我国传统，只重视“坐月子”的食补，这是必要的，但应注意摄入食物的数量适当和合理搭配。我国大部分地区都有将大量食物集中在月子里消费的习惯，而后迅速恢复到普通膳食。因此，要特别提醒，需注意纠正这种食物选择和分配的不均衡现象，注意整个哺乳期的膳食平衡，产褥期食物应充足不过量，保证整个哺乳阶段的营养平衡。这样才利于母亲健康，保证乳汁的质与量，使母乳喂养能持续下去。

有的地区乳母在产褥期饮食单调，大量进食鸡蛋等动物性食品，其他食品如含纤维素、矿物质、维生素C等丰富的蔬菜水果则很少选用。其实产褥期的饮食原则同样是膳食多样化，保证能量和各种营养素满足需要，达到营养均衡，无特别需要禁忌的食物。不同食物所含的营养素各不相同，自然界没有一种食物含有人体需要的各种营养素。为满足人体的营养需要，必须适当地选择多种多样的食物，并合理搭配，才能获得均衡全面的营养。

23 “食物多样、谷类为主”也适合哺乳的妈妈吗?

谷类是我国传统膳食的主体，是人体能量的主要来源。在各类食物中应以谷类为主，且主食不能太单调，更不可光吃精白米面，而应做到粗细搭配，经常吃一些粗粮、杂粮等。这样不仅可使膳食多样化、保证硫胺素等营养素的供给，且可使蛋白质起到互补作用，提高蛋白质的营养价值。

24 为什么哺乳的妈妈也要多吃新鲜蔬菜和水果?

新鲜蔬菜和水果含有丰富的维生素C、胡萝卜素等多种维生素、矿物质、膳食纤维、有机酸等成分，还可增进食欲，防止便秘，促进乳汁分泌，是乳母不可缺少的食物。我国妇女产后通常比较注意动物性食品的摄取，蔬菜水果却摄入不足，这种不平衡的膳食结构使得妇女产后能量和蛋白质的摄入量能达到推荐的标准，而维生素C、核黄素等微量营养素的摄入却不能满足机体的需要。产后吃蔬菜水果少的问题，主要是受吃蔬菜水果会受凉，会影响乳汁分泌的传统观念的影响，应予以纠正。乳母每天应保证摄入蔬菜水果500g以上。由于绿色、红色、黄色等深色蔬菜中维生素等营养素含量超过浅色蔬菜，宜多选用。

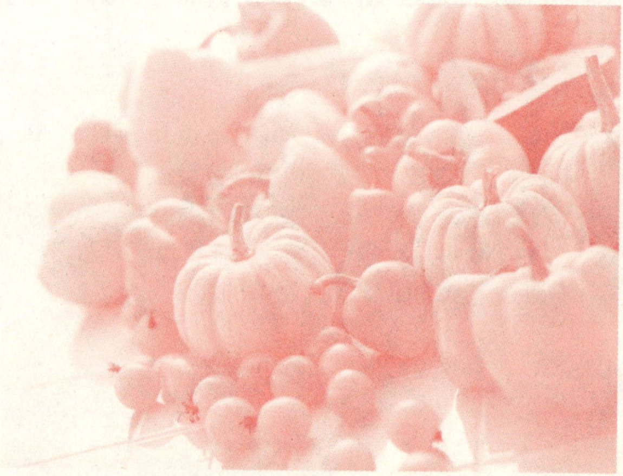
不可一次大量进食蔬菜、水果

25 为什么哺乳妈妈应适当增加鱼、禽、蛋、瘦肉的摄入?

乳母的蛋白质营养状况对乳汁分泌能力影响很大，膳食中蛋白质的质和量不理想，可使乳汁分泌量减少，并影响到乳汁中蛋白质氨基酸组成，故供给乳母足量、优质的蛋白质显得非常重要。按中国营养学会的建议，乳母每日应增加蛋白质20g，达到每日85g，并保证优质蛋白质的摄取。鱼、禽、蛋、瘦肉、海产品等动物性食品富含优质蛋白，宜多采用。此外，海鱼脂肪富含二十二碳六烯酸（DHA），DHA对婴儿中枢神经的发育特别重要。牡蛎富含锌，海带、紫菜富含碘。母乳中脂肪含量和种类及锌、碘含量均与乳母膳食有关。乳母多吃些海产品对婴儿的生长发育有益。

26 坐月子为什么吃些鲤鱼好？

中医认为，凡是营养丰富的饮食，都能提高子宫收缩力，帮助排出恶露。鱼类含丰富的蛋白质，能促进子宫收缩，据中药食疗方记载，鲤鱼性平味甘，有利于消肿和利尿、解热毒的功效，能治疗水肿胀满、肝硬化腹水、妇女血崩、产后无乳等病。如产后血崩不止，中医临床多用黄酒煮鲤鱼后把鲤鱼焙干研末，早晚用黄酒送服，证明确有功效。所以月子期间可以适当吃些鲤鱼汤或红烧鲤鱼，既营养丰富，又可帮助子宫恢复。

27 哺乳的妈妈每日都要饮奶吗？

乳母的钙需要量为母体钙平衡的维持量与乳汁分泌所需钙量之和。假如乳母膳食钙的摄入不能满足需要，母体骨骼中的钙将被动用，乳母可因缺钙而患骨质软化症。为保证乳汁中钙含量的稳定及母体的钙平衡，乳母钙摄入量应增加。我国推荐的乳母钙摄入量为每日1 200mg，但目前妇女哺乳期钙的平均摄取量大多在推荐摄入量的70%以下，有的只达20%~40%。因此乳母应注意多选用含钙丰富的食物。此外，还要注意补充维生素D（做适当户外活动以接触日光或服用维生素D强化食品等）以促进钙的吸收。

奶及奶制品含钙量高，且易于吸收利用，是钙的最好来源，每天应供应一定数量。乳母每日若能饮用牛奶250~500毫升，则可从中得到300~600毫克优质钙。我国乳母钙摄入量较低，主要由于饮奶量不足所致。此外，可连骨带壳食用的小鱼、小虾含钙丰富，大豆及其制品、深绿色蔬菜也可提供一定数量的钙，应多选用。必要时可适当补充钙制剂。

28 为什么哺乳的妈妈一定要多饮汤水？

乳母每天摄入的水量与乳汁分泌量有密切关系，水分不足时，使乳汁分泌量减少。此外，产妇分娩后，内分泌代谢旺盛，出汗量和尿量增多，乳母对水的需要大大增加。此外，对乳母而言，膳食中动物性食品如畜、禽、鱼类的烹调方法以煮或煲（煨）为最好。肉类食物煲煮后，其中部分蛋白质分解物，如肌酸、肌酐、嘌呤碱等溶解汤里，使汤美味可口，可大大刺激食欲，增加食物的消化吸收。

由于溶解在汤里的蛋白质成分非常少（大约只有7%），大部分肉类蛋白质仍留在肉中，营养还是肉里面的多，因此产妇不仅要喝汤，还要吃肉，才能保证营养充足，以促进乳汁分泌。如经济条件有限，不能多吃动物性食品，可用骨头汤配以适量黄豆、豆腐和青菜等来代替。充足的水分加上蛋白质摄入可以促进乳汁的分泌。

29 怎样喝汤才是科学的?

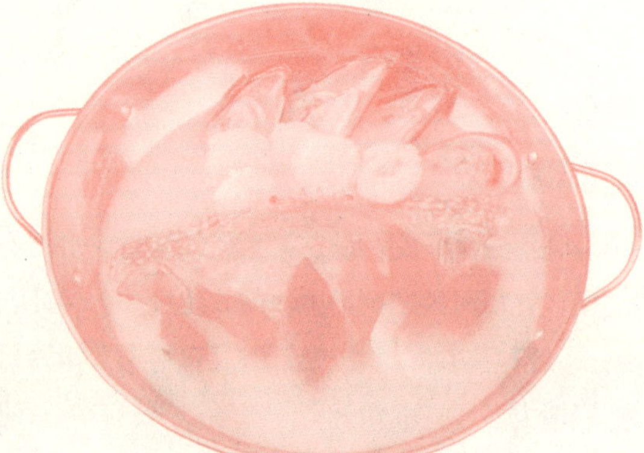

汤是补充水的重要来源

由于汤水的营养密度不高，如果过量喝汤则会影响其他食物如主食和肉类等的摄取，造成贫血和营养不足等营养问题，因而产妇应注意正确地选择和饮用各类菜汤、肉汤。

首先，餐前不宜喝太多汤。“餐前饮汤，苗条健康”，指的是需要减重的人士，餐前多喝汤可减少食量达到减肥的效果。而对于需要补充营养的产妇，特别是乳母，应该增加而不是减少食量，所以餐前不宜喝太多汤。在餐前喝半碗至一碗汤，刺激食欲，可增进食物的量，待到八九成饱后，可再饮一碗汤。

其次，产后一周内宜少饮汤。因为这个时候产妇机体没有完全“苏醒”，如果汤水太多，会加重心脏和肾脏的负担。多饮汤有催乳作用，而新生儿需乳量少，汤过多，还可导致乳汁淤滞而引起乳房胀痛，若处理不当易发生急性乳腺炎。

第三，喝肉汤的同时要吃肉。肉汤的营养成分大约只有肉的十分之一，为了满足产妇和宝宝的营养，应该连肉带汤一起吃。我国有句俗语，“原汤化原食”，即吃完面条、饺子或肉类之后，饮用煮这些食物的汤，营养和口味才能真正结合在一起。

第四，不宜喝太浓、脂肪太多的肉汤。多油浓汤不仅会影响产妇的食欲，还会引起婴儿脂肪消化不良性腹泻。煲汤的材料宜选择一些脂肪较低的肉类，如鱼类、净瘦肉、去皮的禽类、瘦排骨、兔肉，少喝肥肉汤、骨髓汤和带皮的子鸡汤、鸭汤等，多饮清淡汤，如蛋花汤、鱼汤、豆腐汤、瘦肉汤、蔬菜汤、面汤及米汤等。

第五，应根据产妇的需求，加入对补血有帮助的煲汤材料，如阿胶、红枣、红糖、猪肝、猪腰。如果乳汁不够，还可加入对催乳有帮助的食材，如公鸡、黄豆、猪蹄、章鱼、花生、木瓜等。

30 产后一周内应如何安排膳食?

由于分娩劳累，产后的头1~2天，产妇的消化能力减弱，应该吃些容易消化、富有营养又不油腻的食物，以选流质或半流质饮食为宜，如小米粥、大米粥、藕粉、鸡蛋汤、面片汤、馄饨、豆浆等。随着体力的恢复和食欲的增加，可吃些普通饮食，包括肉、蛋、鱼、乳、豆制品、新鲜蔬菜及水果，以促进乳汁的分泌。进餐次数可以增加到5~6餐，不拘时间和形式，但注意产后不要一次进食太多。产后也应尽可能早地下床活动，以增进食欲和食物的消化吸收。

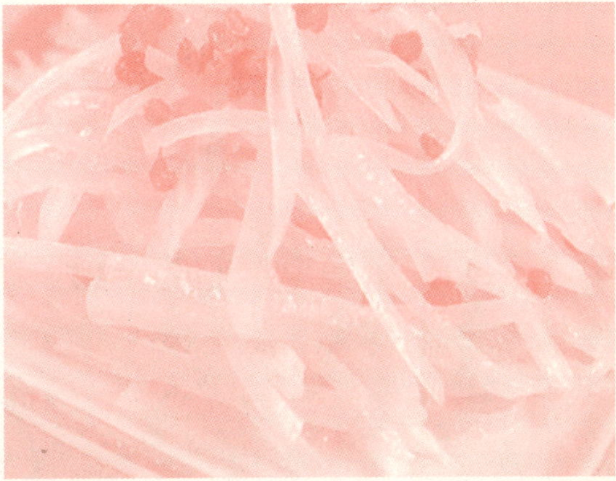
产后膳食要均衡

31 如何安排剖宫产后1周内的膳食?

剖宫产的产妇，手术当天不能进食，多采用静脉输液以保证当日的营养。次日，在肠道排气之后，可进食流质或半流质食物，如藕粉、稀粥、萝卜汤、陈皮汤等，但暂时不宜进食甜食、牛奶、蔬菜、粗杂粮等，以免引起肠胀气。一般术后第三天，多数产妇已肠道排气，并已开始下地活动，此时可进食普通饮食，但要清淡，易消化，富有营养。

在产后的3~4天里，避免喝太多、太浓的肉汤，以免乳汁分泌过多，导致乳房淤胀过度引起胀痛。待有乳汁，宝宝吮乳有规律后，才可以适当饮多些汤，如鸡汤、排骨汤、猪蹄汤、鲫鱼汤、桂圆红枣汤、肉骨汤煮黄豆等，这些汤类有助于促进乳汁分泌。值得提醒的是，饮汤别可忘了吃汤里的肉、鱼，以保证营养全面、均衡。

32 如何安排春季产妇的一日三餐?

以下是春季食谱举例：

早餐 稀饭（大米50克），馒头50克，煎蛋1个（约50克）。

加餐 牛奶250ml，面包50克。

午餐 米饭（大米150克），芹菜肉片炒香干（芹菜200克，肉片50克，香干50克）。

加餐 肉丝汤面（瘦肉50克，切面100克）。

晚餐 米饭（大米100克），三杯鸡（带骨鸡150克），炒西洋菜200克，西红柿蛋花汤（西红柿150克，鸡蛋50克）。

加餐 草莓200克。

全日烹调用油30~40克，食盐及调味品适量。

33 如何安排夏季产妇的一日三餐？

早餐 绿豆稀饭（绿豆40克，大米30克），鸡蛋1个。

加餐 牛奶麦片粥（牛奶250毫升，燕麦片50克）。

午餐 米饭（大米150克），清蒸鱼（鲫鱼150克），蚝油生菜（生菜200克）。

加餐 菜包50克，西瓜500克。

晚餐 米饭（大米150克），青瓜拌猪肝（青瓜100克，猪肝100克），肉片烧茄子（肉片30克，茄子150克），蛋花紫菜汤（紫菜、蛋花少许）。

全日烹调用油30~40克，食盐及调味品适量。

34 如何安排秋季产妇的一日三餐？

早餐 肉末粥（大米50克，瘦肉30克）。

加餐 芋头焖南瓜（芋头100克，南瓜100克）。

午餐 肉丝烩面（肉丝50克，鸡蛋1个，切面150克，豆芽100克，黄瓜100克，木耳丝30克）。

加餐 葡萄200克，蛋糕50克。

晚餐 米饭（大米150克），糖醋排骨（排骨200克），虾米烧白菜（虾米20克，白菜300克）。

睡前半小时：牛奶250毫升，饼干20克。

全日烹调用油30~40克，食盐及调味品适量。

35 如何安排冬季产妇的一日三餐？

早餐 皮蛋瘦肉粥（大米40克，瘦肉30克，皮蛋1/4个），花卷40克。

加餐 牛奶250毫升，蛋糕50克。

午餐 米饭（大米150克），鱼头豆腐汤（鱼头200克，嫩豆腐150克），炒茼蒿250克。

加餐 猕猴桃200克，玉米1个。

晚餐 米饭（大米150克），葱爆羊肉丁（大葱50克，羊肉100克），炒菜心250克。

全日烹调用油30~40克，食盐及调味品适量。

36 产后贫血，怎么食补？

因孕期为胎儿储备铁，生产时还要失血，产妇贫血成为常见营养性疾病。贫血的症状多为头昏乏力，脸色、嘴唇苍白。到医院检查血常规，可发现血色素低于标准或较以前降低。

产妇贫血多为缺铁性贫血。缺铁性贫血会使人食欲减退、疲乏无力，引起记忆能力、免疫调节能力等多方面的生理功能下降。许多食物可起到补铁的作用，如动物的肝、肾、血、瘦肉，海产品如鱼、虾、海蜇，这些食物铁含量高，而且吸收利用好，不妨常选食。

富含维生素C的食物可促进铁的吸收，增加铁的利用。新鲜蔬菜和水果是富含维生素C的食物。维生素C特别丰富的有圆椒（或称青椒）、菠菜、西兰花、苋菜、刺梨、沙棘、柚子、猕猴桃和酸枣等。蔬菜中含有一定量的草酸会影响铁的吸收，因而在烹调前应进行飞水（在沸腾的开水中过一遍），可减少草酸的量。动物性食物，如瘦肉、鸡蛋、牛奶中的蛋白质也可促进铁的吸收。

富含叶酸和维生素B_{12}的食物可增强防治贫血的效果，并可预防恶性贫血。叶酸普遍存在于各种动植物食品中，在绿叶蔬菜、动物肝脏、蛋黄、瘦肉中含量特别多。维生素B_{12}主要存在于肉类、贝类、鱼、蛋和动物肝脏。因此，产妇膳食中应保证足量的动物性食品。

一些传统的补血食物如红枣、桂圆、阿胶、红糖、鹿茸等也有一定的作用。我国传统的说法"逢黑必补"指的是黑色食物有助于补血的作用，如黑豆、黑枣、海带、紫菜、黑芝麻和黑木耳等，这些食物可常吃。

37 为什么"铁"酱油可以补血？

酱油是豆类所制作，但由于豆类含量低，平时用量也非常少，所以补铁、补血效果一般。但是，近年来，我国有一种添加了“铁”元素的特殊酱油，可以起到补铁、补血的作用。对孕、产妇缺铁或缺铁性贫血者都是具有针对性的强化食物。

大家都知道碘盐补碘，顾名思义，“铁”酱油就是补铁，是通过在酱油里添加铁强化剂而防治缺铁性贫血的一种措施。酱油是中国人在烹饪中几乎每天都要用到的调味品。我国近4年的一项研究显示，“铁”酱油能够有效防治铁缺乏和缺铁性贫血。

“铁”酱油是在酱油中加入一种叫乙二胺四乙酸铁钠的新型铁强化剂，简称铁钠。铁钠水溶性很好，无异味，酱油的味道和品质也不会发生变化。在使用过程中烹调前、中、后，不分时期什么时间都可以添加。另外，这种铁钠与蔬菜里的营养物质不会发生冲突，不会形成一些沉淀物影响它的功效。同时，酱油中含有较多的复合氨基酸可促进铁的吸收。

目前“铁”酱油已在全国范围内正式面市，产后选择“铁”酱油对纠正妊娠期及分娩后铁缺乏是不错的选择。“铁”酱油价格不贵，与普通酱油相比一天只需多花费几厘钱。烹调时在菜肴将要出锅前加入酱油，略炒煮后即出锅，可保留食物的美味。

38 要补血就一定要多吃蔬菜、水果吗？

提到补铁补血，大家马上就会想到猪血、猪肝。其实，蔬菜、水果对于补血也有帮助，这是因为维生素C可以促进铁的吸收。

有研究证明，膳食中加入50毫克维生素C，或食用含等量维生素C的食物，可以使植物食物中的铁吸收率提高2~3倍。新鲜蔬菜、水果中含有丰富的维生素C，如柿子椒、苦瓜、菜花，每100克就含有85~90毫克维生素C；猕猴桃、沙田柚、枣为60~120毫克。粮谷类和豆类中植物铁，虽然吸收率低，但如果同时摄入富含维生素C的蔬菜、水果，铁的吸收就大大增加了。

蔬菜、水果除了富含维生素C外，还含有一定量的铁，如芹菜（茎）、小油菜、荠菜铁含量为6.3~8.5毫克/100克；黑木耳、紫菜、发菜、龙眼肉、葡萄干、杏子干、桃子干等食物中铁质的含量都很丰富。蔬菜水果不但本

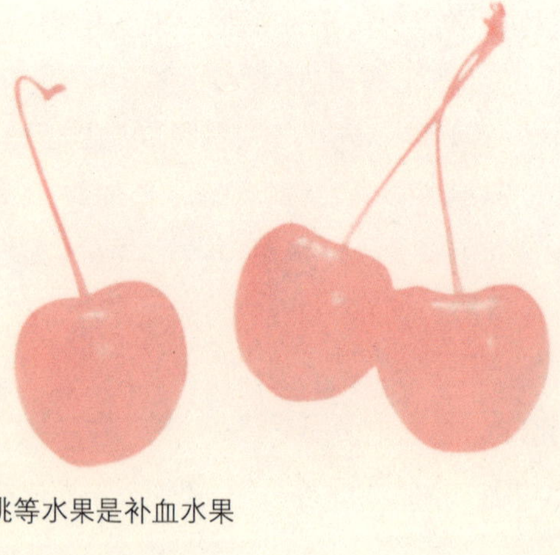

樱桃等水果是补血水果

身含有铁质，还含有促进铁质吸收的维生素C，所以说，要补铁补血，多吃蔬菜、水果是有帮助的。

蔬菜中的膳食纤维和草酸有抑制铁的吸收的作用。如果在烹调之前，在沸水中迅速滚一遍，可减少部分草酸。铁含量高、吸收又好的动物性食物，如肉、鱼、蛋、内脏等，再加上蔬菜、水果，才能更有效地补铁补血，防治贫血。

哺乳妈妈膳食习俗剖析

39 鸡蛋营养好，一天吃几个？

民间有产后要多吃鸡蛋的习俗，特别是姜醋蛋，既有营养又祛风散寒，且能促进乳汁分泌。鸡蛋是一种营养丰富的食物，不仅能提供比普通肉类更好的优质蛋白质，还可以帮助补充身体需要的卵磷脂、维生素A和维生素B_2，这是一般肉类食物中所欠缺的。值得注意的是卵磷脂、维生素A和维生素B_2都含在蛋黄中，必须吃蛋黄才可以得到补充。

哺乳妈妈一天可吃1～2个鸡蛋

对哺乳的产妇而言，一天至少要吃1只鸡蛋，但不宜多于3只。一般一天1~2只为宜，但要分开吃，比如早餐、晚餐各1只。没有哺乳的产妇，一天吃1只鸡蛋就可以了。

鸡蛋营养虽好，但一次不宜吃太多。鸡蛋吃得太多，摄入的能量可能过多；蛋黄中的胆固醇高，可能影响体内胆固醇代谢；吃太多鸡蛋，蛋白质含量高，不容易消化，也可使其他食物如主食、奶类、蔬菜等摄入减少，影响营养平衡。

40 产后吃水果越多越好？

有一位刚生完孩子的年轻妈妈，认为水果含维生素丰富，对产妇身体恢复有好处，她就每天吃很多水果。因为怕长胖，她不敢多吃肉和米饭。后来奶水越来越少，请教营养师的时候，才恍然醒悟，原来水果也不能多吃。

水果的确有它独特的营养特点，可以用“三高一低”来概括，即高维生素、矿物质和膳食纤维，但能量密度低。一些人认为水果营养丰富，多多益善，产前产后更是把水果当宝，每天饿了就吃水果，餐前餐后也是水果不断。这可能是对水果营养的片面理解。如果过于频繁并且大量进食水果，就会造成谷类主食和肉类、奶类的进食量降低，影响了营养均衡。维生素固然重要，但蛋白质、脂肪和碳水化合物对产妇身体的恢复和乳汁分泌也必不可少。

还有一些人错误地认为，水果可以代替蔬菜。虽然，蔬菜和水果两者都富含膳食纤维，但其实两者膳食纤维的种类、含量以及维生素、矿物质含量都有较大的差别，而且水果的含糖量普遍比蔬菜高，多吃也会使糖摄入过多。也就是说，水果不能替代蔬菜。一句话，人类需要有多种多样的食物组成的均衡营养，自然界没有哪一种单一的食物可以满足人体营养的全部需要。

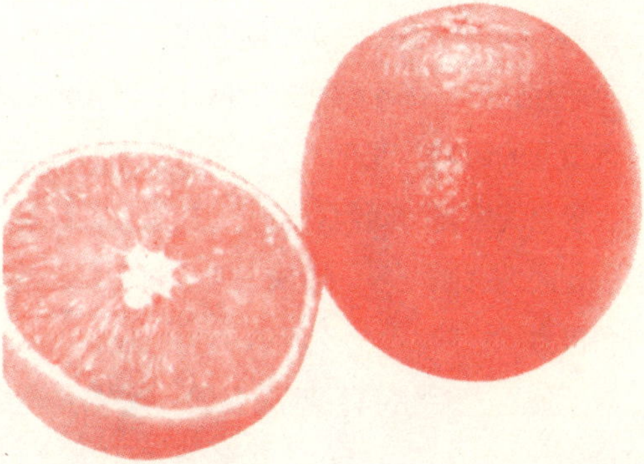

每天约500克水果较适宜

41 吃红糖却贫血，为什么？

长期以来，红糖被认为是产后必不可少的补血佳品，尤其是在北方，产后都给产妇喝红糖水，还有的在红糖水中加姜或加鸡蛋，一直吃到满月。家住北方的产妇珍珍，就在这个习俗下“坐月子”，一天喝几次红糖水，有时还在粥里、汤水中都加入红糖。他们认为，红糖吃得越多，补血越快，产妇恢复得就越快。

宝宝满月了，珍珍脸上一点笑容也没有。原来，她阴道分泌物（即恶露）不但没有减少，反而增多了。脸色苍白，人也感到特别的疲劳，奶水逐渐减少。到医院检查，发现是严重贫血。平时吃得不少，休息也好，分娩失血并不多，为什么却贫血呢？经营养师询问，发现原来贫血跟过量、过多地喝红糖水有关。红糖本该补血，结果却引起了贫血，原因何在？

红糖又叫黑糖、赤砂糖，它是一种未经提纯的粗制糖，虽然其貌不扬，但营养价值却比白糖高得多，每百克红糖中含钙157毫克，含铁2.2毫克，均为白糖的3倍多。

传统的中医认为，红糖性温，有益气、活血、化瘀的作用，因此长期以来一直被当作产后不可少的补品之一。产妇在产后适量喝些红糖水，这对产妇和婴儿都有好处，红糖中所含的矿物质有助于产后恢复，尤其是补铁。中医还认为，红糖水有利尿的作用，可使产妇排尿通畅，减少膀胱内的尿潴留，使恶露排泄畅通，有利于产妇子宫收缩。但也正因为红糖的这种作用可使子宫蠕动、收缩增强，伤口得不到很好的修补，对子宫的恢复反而产生了负面的影响。现在的产妇多为初产妇，年龄又偏大，产后子宫的恢复时间相对较长。如果食入红糖过多，反而易引起血性恶露增多，造成失血。珍珍贫血的原因主要是过多进食了红糖。

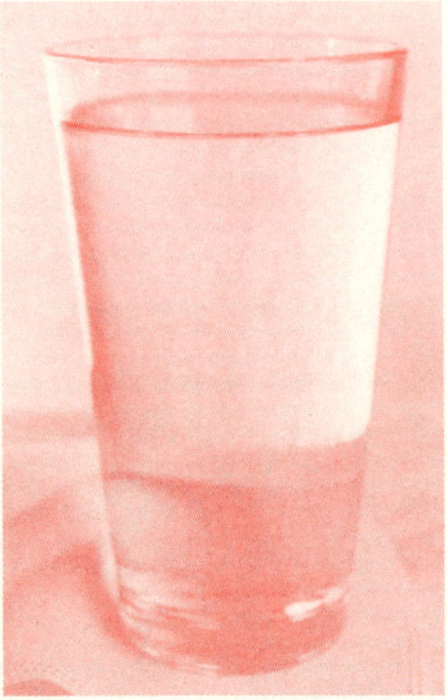

产后不宜太早、太多地饮用红糖水

因此，产后进食红糖应谨慎。如果要吃红糖，每天应控制在20g左右，持续吃10多天就可以了。其实产后补血不一定必须吃红糖，补铁的食物有很多，动物肝脏、肾脏、动物血、黑豆、黑木耳、红枣、阿胶等，不仅营养更好，而且更安全，都可以替代红糖。此外，红糖为粗制糖，杂质较多，饮用前务必煮沸、过滤，除去杂质以免引起消化道疾病。

42 产后补血靠喝汤？

小辛全家都是典型的广东人，家里平时经常煲汤。产后，家人为了给小辛补血，在煲汤时放了很多的补血食物。小辛认为汤水补血好，每餐的食物多以汤水为主而很少吃肉。数个月后，家人觉得小辛脸色越来越苍白，小辛自己也觉得经常脚酸手软，容易疲劳。经医生检查，发现小辛已经出现了贫血。天天喝补血汤，反而会引起贫血，究竟是什么原因呢？这正是因为补血汤的营养不及肉类。

众所周知，补血最需要的营养物质是蛋白质和铁。肉汤里九成多是水分，蛋白质和铁仍然留在肉里。光喝汤而不吃肉或少吃肉，补血效果差。

预防和治疗贫血并不难，按照平衡饮食，不挑食、偏食，每天吃鸡蛋、瘦肉和豆类，两三天吃一次动物内脏，就可以达到补血的效果。如果既想喝汤又想补血，就可以把这些食物做成汤的形式，如番茄蛋花汤、鱼头豆腐汤、蔬菜瘦肉汤、猪肝木耳汤，既可喝汤又可吃肉，相互补充，营养会更好。

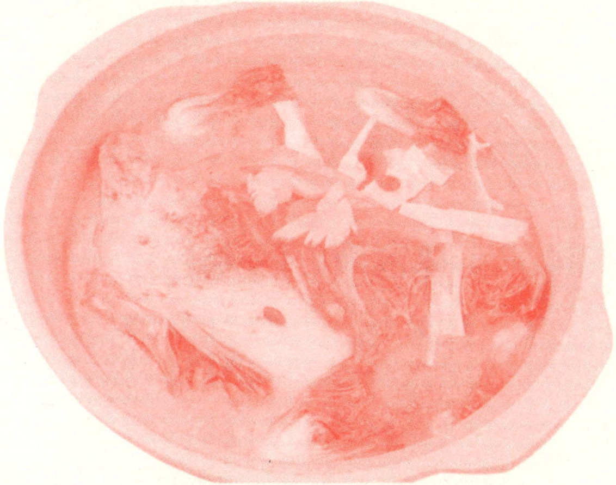
喝汤要吃渣才可更好补血

在食物补血方面，还应避免三个误区。误区一，认为牛奶是补血食物。其实牛奶虽然营养丰富而均衡，但不足的是，其铁含量非常少。误区二，认为鸡蛋中铁的吸收好。虽然鸡蛋蛋黄中铁含量高，但因其与卵磷脂结合，铁的吸收率并不高。误区三，多吃饭可补血。米饭、面条、蔬菜都是植物性食物，普遍含有抑制铁吸收的成分，如磷酸盐、植酸、草酸等。所以植物性食物不仅铁含量不高，而且会影响到其他食物中铁的吸收，应引起注意。

总之，主副食合理搭配，不挑食、偏食，食物多样化，讲究平衡营养，多选择铁含量高而且吸收率也高的动物性食物，是产妇贫血防治的基本措施。

43 牛奶、鸡蛋也补血吗？

牛奶的营养丰富，可说是众所周知。如果说牛奶中缺铁，你未必知道。如果依靠牛奶补铁，是补铁的一个误区。不管是什么牛奶，其中铁的含量每100g仅有0.1~0.5mg。目前市场上很多配方奶粉，对其中的铁进行了强化，那是例外，不能依靠普通牛奶来补充铁。

与牛奶相比，鸡蛋的蛋黄中铁含量相对丰富，如每百克鸡蛋含铁1~3mg，每百克蛋黄含铁约6.5mg。鸡蛋是动物性食物，从理论上讲，鸡蛋的铁利用和吸收应该都不差，但是，由于鸡蛋中的铁是非血红素铁，且受其中卵黄高磷蛋白的影响，蛋黄中铁的生物利用率仅为3%左右。如果希望仅通过鸡蛋来补充铁，是补铁的又一个误区。

还有一个补血的误区，是多吃饭。米饭、面条都是植物性食物，虽含有一定量的铁，但谷类食物普遍含有抑制铁吸收的成分（主要是植酸）。在肠道，植酸可以可与铁形成不溶于水的植酸盐，吸收利用率都很差。

总之，要补血需要含有谷类主食、动物性肉类以及蔬菜水果的多样化、均衡膳食。贫血者应每日摄入含铁丰富、吸收利用又比较好的食物，如动物肝脏、动物血、红肉等，加上蔬菜水果，充分利用维生素C对铁吸收和利用的促进作用。贫血严重者，应在医生指导下，补充小剂量的铁剂。

44 产后补钙依靠骨头汤吗？

“吃什么补什么”，因而吃骨头汤就补钙，这是我国传统的饮食观念。骨头中的钙含量特别高，人们就因此推断，熬骨头汤就可以补钙。但肉骨头炖汤其实并达不到补钙的目的。

有实验室曾对骨头汤中钙含量做过测定，用1公斤肉骨头煮汤2小时，汤中钙含量仅20毫克左右。这么少的钙，对每天需要1 000多毫克钙的产妇而言，可谓是杯水车薪。

为什么骨头汤中丰富的钙质溶解不到汤中呢？这是因为骨头中的钙质是碳磷酸钙（也称为羟磷灰石），性质非常稳定，一般的水煮钙极难溶出。

在过去牛奶和钙制剂缺少的情况下，医生常常建议人们直接吃动物的骨粉以达到补钙的目的。这有一定的道理，骨粉含钙量很高。补钙最经济有效的办法是喝牛奶，如哺乳的妈妈每天最好喝1~2杯奶（250~500ml），加上适量大豆制品，不时吃点小虾皮和芝麻酱，多做户外活动，可以满足哺乳妇女对钙的需要。

45 产后多喝姜汁补身子吗？

有位产妇，产后3个月仍恶露淋漓不尽，还经常头昏乏力，脸色苍黄。妇科检查、B超都没有查出异常问题。经详细询问，原来问题出在生姜上。该产妇因担心产后身体虚弱，每天都吃生姜炒菜炒饭，饮姜醋、姜汁、姜汤，用姜水洗澡洗头，可以说在月子里生姜是无处不在的。

生姜性温热，可保暖驱寒，对身体虚弱的产妇有一定的帮助，但是过量、过度就反而不利。姜是辛温之物，可促进血液循环。产后子宫伤口尚未完全修复，多食生姜，可使子宫肌蠕动频率增多、幅度增强，反而不利于伤口愈合，使恶露排不尽，子宫内膜修复不好，造成贫血，产后体弱。

由此可见，产妇吃生姜应讲究吃法。理论上，应待恶露颜色转为淡黄或白色后，才可饮姜汁或吃生姜。以隔天小半碗姜汤或一碗姜醋为宜，不宜饮用浓的姜汁。可连续饮10天，但在此期间，恶露突然增多或颜色变鲜红，应暂时停止或减少姜汁分量。

46 多吃猪腰补肾脏吗？

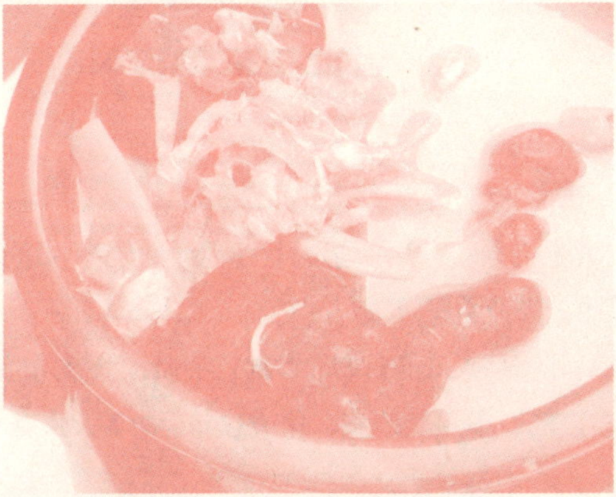

猪腰含胆固醇高，而且未必能补肾

产后妇女多有腰背酸痛伴腰腿酸冷的症状，有人认为是产后肾亏，于是每天吃猪腰（即猪肾）来补肾。这些做法并没有科学依据。

产后妇女腰背酸痛多是因怀孕期间隆起的腹部的负荷使身体后倾，造成腰背肌肉劳损，而并非是肾亏。肾亏是中医的说法。传统中医理论认为肾为“先天之本”、“生命之源”。其生理功能是藏精、主水、主纳气、主骨、生髓，跟人的骨骼血液、皮肤乃至牙齿、耳朵都有莫大的关系。虽然腰背正好是肾脏所在的地方，但腰背痛未必就是肾脏痛，也未必就是肾亏，而且肾功能受损可以通过各种血液或影像学检查的方法来确诊。

有的产妇因气血受损导致肾亏，应请中医方面的专业医生诊治。猪腰是我国传统的肾亏食疗材料，具有滋阴、补肾、固精的功效，若再配伍一些益肾固精中药制成药膳食用，其效果更佳。下面列举两例以猪腰为主的食疗方法，但务必在相关专业人士的指导下，正确选用。

猪腰核桃补肾汤

材料 猪腰子1个，核桃仁10克，山茱萸6克（中药店有售）。

制作方法 将猪腰子去筋膜、洗净、纳入核桃仁、山茱萸，加适量调料煮熟即可。

食法 此为1日量，分早、晚2次服食、饮汤。

功效 适用于肾虚所致的腰酸症。

猪腰沙苑枸杞汤

材料 猪腰子1个，沙苑子、枸杞子各9克，生姜3片，调料适量。

制作方法 猪腰子去筋膜，剖开洗净，切如腰花样，沙苑子、枸杞子用纱布包好后与猪腰共入锅中，加水、生姜同炖至猪腰子烂熟，加调料调味即可。

食法 此为1日量，分早、晚2次服食、饮汤。

功效 适用于肝肾两虚所致的腰膝酸软、头晕、耳鸣、尿后余沥等症。

需要注意的是，猪腰属于内脏，胆固醇含量特别高，长期大量食用，会导致胆固醇过量蓄积，血胆固醇升高，易形成动脉粥样硬化，所以一次不宜多食，也不宜长期频繁食用。

47 哺乳期间要忌口吗？

由于产妇需要尽快促进子宫恢复，同时为了避免不良的食物通过乳汁对宝宝产生不良的影响，所以，产妇特别是在哺乳期间，应对某些食物有所忌口。

产妇在产后一周内应适当忌口，避免多油、肥腻、太咸的食物。食物宜清淡，选择易消化的流质或半流质食物，如粥、汤面、烂饭、淡汤、少量的瘦肉、鱼或豆制品、蔬菜和水果。一周后逐渐恢复到普通饮食。

坐月子期间应少吃辛温的食物，如羊肉、红糖、生姜等，多吃会影响子宫恢复。尽量避免吃辛辣刺激性食物，如辣椒、韭菜、茴香、浓茶、咖啡以及其他辛辣刺激性调味品，哺乳期间的妈妈更应严格控制这些食物，以避免通过乳汁影响宝宝。

乳母的膳食营养水平会直接影响到乳汁的成分。如果妈妈爱吃肥猪肉、肥鸡、油炸食品，奶水中的脂肪含量也高，会引起宝宝消化不良。因此，乳母要注意控制肥腻食品，炒菜油也不宜太多。高蛋白食物，容易引起宝宝过敏，乳母应少吃虾、蟹、贝类等。糖果、罐头、饮料、雪糕等，因含有添加剂，乳母都应尽量避免。烟、酒、烟熏和烧烤制品，方便面，香肠，腊肠等，因可能含有不健康的成分，所以乳母也应尽量避免。

妈妈的饮食习惯对宝宝未来的饮食有潜在的影响。如果乳母口味重，经常食用过咸的食物，将来宝宝也可能也会有这个习惯。所以乳母平时的饮食不仅要少放盐，还应尽量避免吃腌制食品，如榨菜、咸蛋、松花蛋、咸鱼、罐头、腊肠等。

48 “坐月子”只吃肉和鸡？

月子里的产妇很多人一天会吃掉一只鸡。肉和鸡的营养固然很好，但如果只吃肉和鸡，忽视或少吃其他类的食物，会造成营养不均衡而影响产妇的身体复原和宝宝的健康。

谷类提供碳水化合物，补充人体的能量。谷类像天然气一样易燃，转化成能量要比蛋白质快，而且燃烧后几乎不留废物；蛋白质则像蜂窝煤，不仅点燃需要时间，而且会留下身体代谢后产生的废物，增加肾脏的负担。如果谷类吃得少，身体就不得不动用“蜂窝煤”即蛋白质来提供能量。肉类的蛋白质本应该去合成人体需要的蛋白质和肌肉，但是，如果谷类摄入不足，肉类的蛋白质就用于氧化分解生成能量，不仅浪费了蛋白质的真正作用，而且还会加重肝脏和肾脏的负担。

蔬菜和水果提供人体需要的维生素、矿物质和膳食纤维，这些营养在动物性食品里含量较少，特别是肉类几乎不含有膳食纤维。如果膳食纤维摄入不足，又过多进食肉类，就很容易引起便秘和消化不良。

奶豆类，即牛奶和豆类及其制品，牛奶提供丰富的钙和蛋白质，豆类及其制品提供的蛋白质不亚于肉类，但不含胆固醇，这是肉类无法比拟的。谷类、肉类、蔬果类、奶类、豆类，一种都不能少。如果天天肉类，摄入了过多的蛋白质，不仅会加重胃肠道、肝脏和肾脏的负担，还会因为营养不平衡，导致许多慢性疾病，如诱发痛风、高脂血症等。过多摄入蛋白质，机体还会产生大量硫化氢、组胺等有害物质，引起腹胀、食欲减退、头晕、疲倦等病症。肉食过多，脂肪也相应较多，不仅会导致妈妈肥胖，还会导致乳汁脂肪高，造成宝宝消化不良。

肉和鸡的营养虽好，但不全面。只有多种多样食物才能满足哺乳妈妈和婴儿的需要。

49 “坐月子”不能吃蔬菜和水果吗?

蔬菜、水果是很普通的食物，也是每天必需的食物。但在某些地方，却认为蔬菜、水果生冷寒凉，产妇坐月子期间吃了会导致腰酸、身体虚弱和患胃病等。也有人认为，蔬菜水果没有什么营养，可吃可不吃。所以有些地方的习俗是产妇在月子期间不能吃蔬菜、水果，导致营养不均衡，引起了营养缺乏病，如牙齿出血、口腔炎症、便秘等。

产妇在分娩过程中体力消耗大，腹部肌肉松弛，加上长时间卧床，运动量减少，致使肛门括约肌无力，肠蠕动变慢，因而容易发生便秘。同时，产妇分娩后代谢机能旺盛，出汗量和尿量增多，更容易出现大便干燥。蔬菜和水果中富含多种维生素、膳食纤维、有机酸等，可促进胃肠道功能的恢复，增进食欲、促进食物的消化吸收，防治便秘。

如果不吃蔬菜、水果，但又没有及时地进行必要的营养素补充，不但会使产妇本身发生维生素缺乏症，还会影响乳汁的营养，影响宝宝的生长发育。

只要恢复了正常饮食，对顺产的产妇，两三天就可以吃蔬菜、水果了，剖宫产的产妇可延长一两天。产后头几天，一次吃蔬菜、水果的量不宜太多，然后再逐渐增多，逐渐达到每天进食500g蔬菜和300g水果。

50 好身材，产后要吃素吗？

部分现代女性不敢吃肉，即使怀孕和哺乳，也担心肉类含有饱和脂肪，容易导致肥胖和高血脂，把肉视为危险物。但不吃肉只吃素会引起某些营养物质不足，特别是容易发生贫血，对产妇的健康和宝宝的生长发育都不利。

荤食，包括肉类、鱼类和蛋类，所含的蛋白质都是优质蛋白质，人体能充分吸收和利用。素食中的植物蛋白质通常缺乏一种或几种必需氨基酸，吸收和利用相对低。但是，如果素食同荤食搭配进食，则可大大提高素食中蛋白质的吸收和利用率。

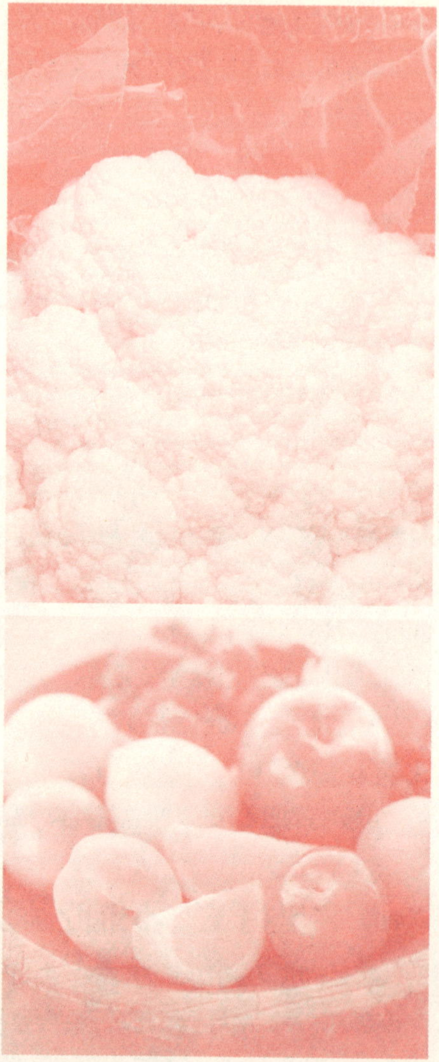

水果和蔬菜是哺乳妈妈不可缺少的食物

荤食中含有较多的铁、锌等微量元素，且吸收率高。维生素B_{12}只存在于荤食食品中，如果长期素食或荤食吃过少，容易发生微量元素、维生素B_{12}缺乏和蛋白质营养不良，导致消瘦、机体无力、贫血、食欲差、免疫力低下等。

荤食的缺点在于普遍含有较高的脂肪和胆固醇，过量进食会导致肥胖、心血管疾病及糖尿病等。而素食中的不饱和脂肪酸、维生素和纤维素，是人体不可缺少的营养物质，这是荤食不可比拟的。所以素荤应当搭配吃，方能取长补短。

一方面，乳母要尽快补充妊娠对体内储备的消耗，另一方面还要分泌乳汁哺育婴儿，所需要的各种营养素都比未孕时要高。如果只吃素食，营养肯定不够。乳母不仅不能吃素，还应在平衡饮食的基础上，适量增加动物性食品，如鸡、鱼、瘦肉、动物肝脏、血等。如果的确有素食传统，为了预防营养缺乏，每天至少应保证吃一次蛋类、奶类以及豆类。

51 产后不能吃寒凉的瓜和菜吗?

我国有些地方认为藕、海带、黄花菜是寒凉食品，产妇不宜吃。而菜心、节瓜、豆角等是正气食品，产妇应该多吃。这些说法并不完全正确。

中医把食物分为寒、凉、温、热等。例如，芹菜、海带、紫菜、鸭肉、冬瓜、苦瓜、丝瓜、西瓜、藕、笋、蘑菇、菠菜等是性味寒凉的食物，而羊肉、狗肉、龙眼、荔枝、南瓜、胡萝卜、红枣、红糖是温热性食物。

现代医学营养学没有寒热这样的区分。现代医学营养学更强调食物的多样化和食物的相互搭配。因为不同种类的蔬菜、水果在维生素的品种和含量上会有很大的区别。比如一些带酸味的水果和深颜色的蔬菜，维生素C的含量高，而红黄色的蔬菜水果胡萝卜素含量高。也就是说，上面提到所谓寒凉食物，产妇都可以食用，前提是要注意营养均衡，各种食物包括主食、副食、蔬菜和水果要搭配食用，而不能单吃某一种或两种食物。

由于产妇的身体素质各有不同，在食物的选择上，可能存在一定的身体需要或习俗偏好。如果对某些蔬菜，孕妇感到吃后不舒服，则应该减少食用，也可不食用。因为有很多营养价值相似的蔬菜，可以相互交换或替代。

产妇如果有特殊需要，还可以选择有特殊功用的水果。例如，通菜能解毒疗疮，木瓜、莴笋叶能通乳增乳，莲藕能润燥养阴、行血化淤、清热生乳，黄花菜有消肿利尿、补血健脑的作用，黄豆芽含有

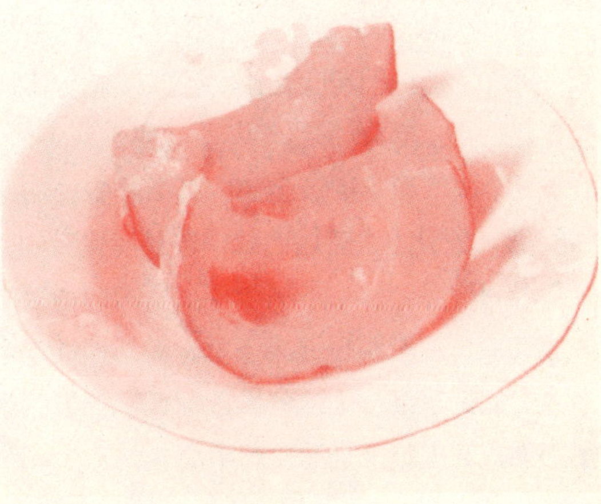

瓜类营养丰富，炒焖煮蒸皆宜

丰富的维生素C和纤维素，可防止产后出血和便秘，海带含碘和铁较多，有利于乳儿身体的生长发育。

52 哺乳期间要多喝母鸡汤吗？

母鸡的蛋白质和脂肪含量高，被认为是营养价值高、可增强体质的食物，所以人们常煲母鸡汤来补充营养。民间也经常用母鸡汤来下奶。

但现代医学表明，母鸡汤不仅对下奶没有帮助，还可能会使乳汁越来越少，即回奶。这是因为，母鸡含大量的雌激素，如果产后大量食用母鸡，产妇体内雌激素的浓度就会增高，导致催乳素浓度下降甚至丧失。母乳的形成主要靠催乳素的作用，催乳素与雌激素是妇女体内两个相对立的激素，相当于跷跷板的两头，雌激素高，催乳素则低，导致乳汁的生成减少。

此外，母鸡体内脂肪含量高，经过长时间熬制的母鸡汤，脂肪含量也高。高脂肪的摄入不仅会使产妇发胖，还可能使乳汁中脂肪含量过高，结果导致吃乳汁的宝宝，发生脂肪性腹泻以及消化不良。

雄激素有对抗雌激素的作用，可使乳汁增多。公鸡体内含雄性激素较多，而且公鸡所含脂肪较母鸡更少，所以产后常食公鸡，对母婴都有益。

53 "坐月子"吃稀饭，可导致内脏下垂及乳房松弛吗？

有一位准妈妈来咨询，她在网上看到有关产后饮食禁忌，说产后不能吃稀饭，因为吃稀饭会导致内脏下垂及乳房松弛，可吃糯米饭和炒饭代替。她的肠胃消化功能较差，平时爱喝稀饭，如果是这样，那她产后怎么办？

其实，产后吃稀饭会使内脏下垂的说法是无科学根据的。稀饭是用大米或其他的谷类加较多量的水煮烂而成，较易消化吸收，适合于消化功能差的老人、儿童或产后恢复及有胃肠道疾病的人食用。所谓的说稀饭会使内脏下垂可能是因为稀饭水分多，多吃会使胃扩张明显而易下垂，但是这种观点也纯粹是猜测，没有科学根据。因为很多人，如广东潮汕地区的人就习惯吃稀饭，就是产妇坐月子也不例外，但没有调查显示当地人的内脏下垂的发病率高。

产褥期的产妇身体较虚弱，会大量出汗，如果是在夏天坐月子就会丢失更多水分，要补充足够的水分，汤水、牛奶、稀饭当然是少不了的。而且这时身体还处于恢复期，消化功能还没完全恢复，所以含水分较多且易消化的稀饭也是较佳的选择。但不宜一次吃得太多，以免引起急性胃扩张，宜少食多餐。糯米饭和炒饭都是油腻难消化的食物，不宜多吃，否则易导致消化不良。吃稀饭也要讲究科学，应该放水适当，黏稠度适中为宜，而且应该煮大约2个小时，米烂且均匀为好。如果煮的时间太短，米还是成粒像米饭样，而且水和米是分层的，这样的稀饭是不易消化的。

此外，为增加稀饭的营养成分，也可为产妇选择一些粗杂粮煮粥如小米、红米、玉米或豆类，粗粮和豆类含B族维生素和微量元素丰富，特别是小米，最适合产妇食用。还可加入肉类如瘦猪肉、牛肉、鱼肉、鸡肉、猪肝及桂圆、红枣、枸杞子等，使稀饭的营养均衡丰富，味道鲜美，还有一定的食疗功用。

54 产后不宜吃鱼、羊肉、牛肉等腥膻之物吗?

民间所说产妇不宜吃鱼、羊肉、牛肉等腥膻之物的说法没有科学道理。现代营养学反而认为这些食物对产妇有益。

比如鱼类，肉质细腻，味道鲜美，脂肪含量较低，还含有预防产妇心血管疾病和促进宝宝大脑发育的多元不饱和脂肪酸；用鲫鱼、鲩鱼等煮汤，还可促进乳汁分泌。海产类如虾、蟹和贝壳类，富含优质蛋白质，都适宜产妇食用，但中医认为，这些海产品性味偏寒，因而不宜多吃。

羊肉富含优质蛋白质以及铁、锌等微量元素，具有和胃驱寒、滋补强身的功效，也有一定的催乳作用。产后用羊肉加当归、生姜一起炖汤可治产后少乳和小腹疼痛。中医认为羊肉性温，所以对有虚寒体质的产妇更适用，但一次不宜吃太多。牛肉含蛋白质和微量元素较高，有一定地改善产后贫血的作用，相比猪肉而言，脂肪也偏低。

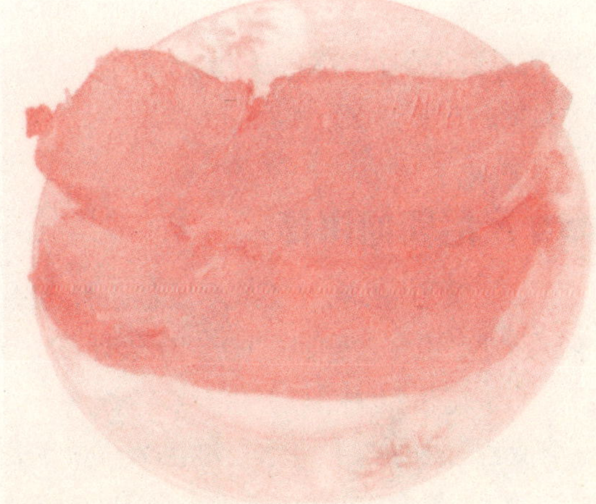
羊肉是坐月子的好食物

产妇分娩时体力消耗大，有创伤和出血，产后身体要恢复，同时又要泌乳哺育婴儿，需要的能量和营养素较多。如果忌口过严，这也不敢吃，那也不敢吃，每天只吃一两种食物，不但影响了营养素的摄入，还会抑制食欲，严重的会引起贫血和营养不良。这将不利于产妇的康复和哺乳。

民间流传很多关于产妇和乳母应忌口的食物。能不能吃，是否可以吃，应吃多少，都应该讲究科学。必要时，可咨询营养师，不能盲目按老传统和习惯做。

55 哪些食物对产后恢复有帮助?

由于分娩的生理变化和失血的影响，产妇如能选用具有滋补功效的药食两用食品，对促进产后身体恢复有很大帮助。这些食物包括生姜、红糖、羊肉、芝麻、小米、鸡蛋、红枣、黄鳝等。

红糖和生姜都属于温性食物，一般待血性恶露减少后才可适当少量食用。不宜多吃，否则可能会延缓子宫复原。

羊肉含蛋白质、铁、锌等微量元素较高，可驱寒、增乳、补身，以每周1次为宜。芝麻富含蛋白质、脂肪、钙、铁和维生素E，可提高和改善膳食的营养质量，可捣碎成芝麻糊形式进食。小米富含维生素B_1和B_2，膳食纤维含量也较高，可帮助产妇恢复体力、刺激肠蠕动、增进食欲、减少便秘，可替代部分主食。鸡蛋蛋白质丰富，卵磷脂、卵黄素含量高，对产妇的体力恢复和神经系统的健康有帮助，每天可吃1~2个，但含胆固醇高，每天不宜多于3个。红枣含丰富的维生素C和铁，可补血，可当水果吃，或用于煮汤和糖水。黄鳝性温，具补中益气、祛风止痉等功效，富含蛋白质、铁、锌等微量元素，对产后补虚补血有利，但不宜过量，每周1~2次为宜。

56 产后如何进补?

产妇如果身体强健，产后无明显虚损者，没有感觉不适，胃口好，吃得下，饮食均衡，一般情况下，没有必要特殊进补。清代名医余听鸿说：“见病不可乱补，一日误补十日不复”。有了病不可乱补，没有病，更不能乱补。

不适宜滋补的产妇，很容易发生内分泌功能紊乱，如因不正确食用人参可引起“人参综合征”。人参含有作用于中枢神经及心脏、血管的人参皂苷等多种化学成分。如果食用不当，可使人产生广泛的兴奋作用，导致失眠、烦躁、心神不宁等症状，还会影响乳汁的分泌。如果妈妈正在哺乳，含有中药性质的补品或激素，会通过乳汁进入宝宝体内，影响到孩子未来的成长，因而危害更大。

如果身体确有不适，临床上确有所需，可适当进补，但必须对症、科学地进补。

以产后腹痛为例，即产妇在坐月子期间，以小腹疼痛为主的病症，相当于西医所称的病理性宫缩。若为血虚型，症状为产后小腹隐痛或绵绵作痛，持续较长时间而不易缓解，恶露量少、色淡，头昏眼花，大便干结，舌淡、苔白，脉细弱，此时宜选用“当归生姜羊肉汤”或“生姜猪脚煲甜醋”来养血益气。若为血淤型，症状为小腹刺痛或胀痛拒按，阵发性发作，恶露量多少不一、色暗有块，面色清白，胸部、肋骨胀痛，四肢经常冰凉，舌暗、苔白，此时宜选用“益母草煲鸡蛋”或是“田七炖鸡”来散寒止痛，活血化瘀。

以产后恶露不绝为例，若为气虚型，可选用“参芪粥”，血热型可选用“生地粥”，血淤型可选用“益母草煮鸡蛋”或“山楂木耳汤”等。

上面提到的滋补汤，配料、制作和服用方法见下。

⊙ 当归生姜羊肉汤（当归15克，生姜15克，羊肉250~500克，隔水炖熟，分次食用，连用3~5次）。

⊙ 生姜猪脚煲甜醋（生姜500克，猪脚2只，甜醋100毫升，煲熟，放置几周后食用，效果更佳。可放鸡蛋同煲）。

⊙ 益母草煲鸡蛋（益母草50克，鸡蛋2个，加水同煮，鸡蛋熟后，去壳再煮片刻）。

⊙ 田七炖鸡（三七10克，子鸡1只约500克，隔水炖至烂熟，加入姜葱盐调味，分次食之）。

⊙ 山楂木耳汤（山楂30克，木耳15克，加水煎煮，饮汤每日1剂，连服5~7日）。

有些滋补食物对产后一些疾病或不适有一定的辅助疗效，可参考食用。去淤活血可选用：山楂、红糖、当归、益母草、鲤鱼等。产后便秘可选用：芹菜、小米、 芝麻、黄豆芽、柏子仁粥、菠菜、白木耳、大枣乌鱼汤等。产后腰酸背痛可选用：猪腰、海参、核桃、乌鸡、羊肉、山药鱼汤等。产后少乳可选用：鲫鱼、木瓜、通草、当归羊肉、花生猪蹄、鸡蛋、猪蹄煮豆腐、赤小豆汤、莴笋等。

57 产后需要食疗来调理身体吗？

中药食疗汤在我国拥有悠久的历史，种类繁多，适用范围也很广，但都有各自的适应证。也就是说，即使要用中药食疗汤调理，也一定要辨证施治，不能一概而论。产妇应视体质、分娩时有无大出血、对母乳宝宝有无影响等情况，来选用适合自己的汤剂。既然中药食疗含有中药成分，建议无论选用哪一种，都应该在医生的指导下选用。

下面介绍几款不同体质产妇的饮食汤剂。

当归枸杞羊肝酒

材料 羊肝、猪瘦肉各200克，党参、当归各50克，枸杞子10克，红枣4个（去核）、生姜2片。

制作方法 羊肝去筋膜，洗净，用开水去血水；猪瘦肉、党参、当归、枸杞子、红枣、生姜洗净。全部用料放入清水锅内，武火煲沸后，文火煲2小时，加盐调味食用。

功效 用于产后血虚，体倦乏力，面色萎黄，眩晕，心悸等。

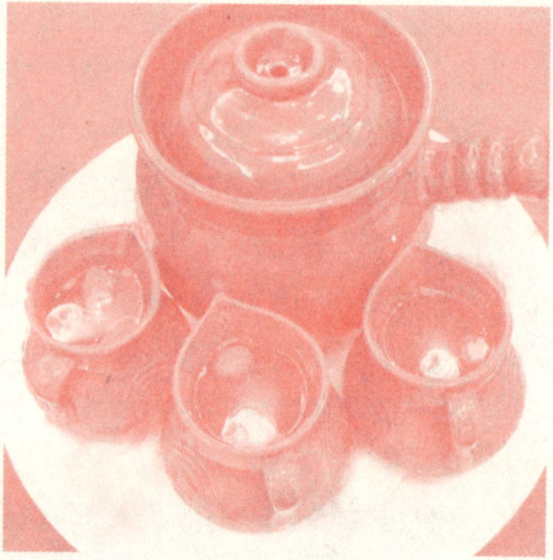
中医食疗要因人而自己，适量服用

肉苁蓉海参炖瘦肉

材料 猪瘦肉、肉苁蓉各150克，海参80克，枸杞子20克。

制作方法 肉苁蓉洗净，浸软；海参浸发，洗净，切丝；枸杞子洗净，切块。全部用料放入炖盅内，加适量开水，隔水炖3小时，调味供用。

功效 用于产后阴血不足者。

虫草花胶炖乳鸽

材料 乳鸽一只，花胶30克，冬虫夏草10克，生姜1片。

制作方法 乳鸽去毛，刮净；冬虫夏草、生姜洗净；花椒浸发，洗净，切丝。全部用料放入炖盅内，加适量开水和少许酒，加盖，隔水炖3小时，调味供用。

功效 用于产后气血不足、头晕目眩者。

二冬炖鲍鱼

材料 鲍鱼80克，猪瘦肉200克，天冬、麦冬各30克，桂圆肉20克。

制作方法 鲍鱼用开水浸发4小时，洗净切片；切丝。猪瘦肉洗净切片；天冬、麦冬、桂圆肉均洗净，全部用料放入炖盅内，加适量开水，加盖，隔水炖3小时，加盐，调味供用。

功效 用于产后阴虚火旺，症状为口干渴饮、心烦失眠。

58 哪些食疗有助于治疗恶露不净？

恶露不净是指恶露3周以上仍然呈血色淋漓不断，中医认为多为冲任不调、气血运行失常所致。可采用一些中医的食疗方帮助治疗此症：

豆皮白糖清热蛋 洗净鸡蛋壳，打一个洞让蛋清流净，留下蛋黄，旺火起锅，水沸时加入豆腐皮一张，白糖30克，打入鸡蛋黄两个，煮熟即可，可养阴清热，凉血止血。

二山粥 用山楂、山药加大米、糖共同煮粥。

生藕汁 把藕捣烂绞汁，隔水煮熟，温热服下。

鱼漂藕粉汤 用鱼漂3~10克，藕粉30克，煮汤服用。另外，芹菜炒藕片、炝芹菜、芹菜根鸡蛋汤、芋头粥、炒羊血及柿饼也有效。

59 产后不吃蔬菜水果，可用维生素片来代替吗？

现在各种保健品、营养补充剂随手可得，为贪图方便或赶潮流而只吃维生素片而少吃甚至不吃蔬菜、水果的白领，大有人在。他们认为蔬菜水果中只有维生素。平时因为工作繁忙，或者不喜欢吃蔬菜，他们就干脆用维生素片替代蔬菜。

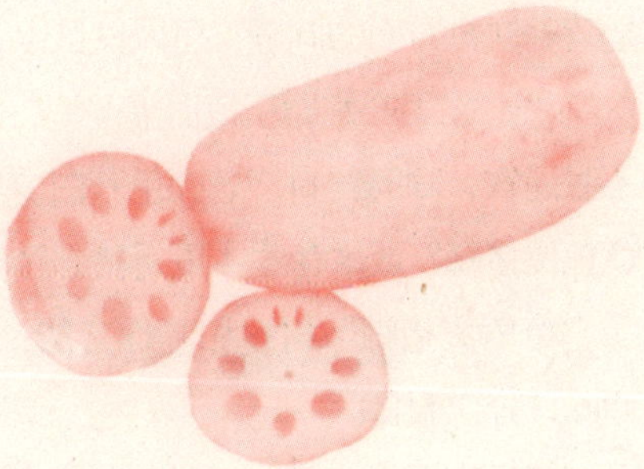

莲藕浑身都是宝，是坐月子的好蔬菜

维生素片并不能代替蔬菜、水果。首先，蔬菜、水果中的维生素与人工合成的维生素，在质量和数量方面有一定的差别。蔬菜、水果中的维生素比人工合成的维生素质量更好，种类更多。人工能合成的维生素是有限的，远远比不上蔬菜、水果中的维生素含量。

其次，蔬菜、水果中还含有丰富的无机盐，如铁、钙、钾等。富含膳食纤维素也是蔬菜、水果特点之一。膳食纤维素能刺激胃肠蠕动，起到清洁肠道，促进粪便排泄，预防便秘和腹泻的作用。蔬菜、水果中还含有许多重要功能的物质，如生物类黄酮、叶绿素等。而维生素片就只有有限的维生素品种，研究发现在天然食物中很多维生素、植物化学物之间有相互的作用，从而使维生素的作用更明显。而离开了天然食物的大家庭，维生素的功用就会有所减弱。而且服用纯的维生素片容易过量，长期过量服用对身体会有或多或少的影响，最常见的症状是戒断症状，即停服维生素片后出现缺乏的症状，而严重的则有可能出现中毒症状。

因此，相对于维生素片来讲，蔬菜、水果的营养和对健康的作用更全面和更安全，也更可口。产后恢复正常饮食后，应每天保证400~500克的蔬菜、1~2个水果。如果在一段时间内，因为食欲不好，少吃了蔬菜和水果，就有必要补充为乳母制作的维生素制剂。补充维生素之前，建议征询临床医师或者营养师的意见。

60 母乳量不够，该怎么办？

母乳的多少及质量的高低，与母亲的身体健康有关，也与母亲的饮食和精神状态有关。坚持均衡饮食，合理的营养补充，适当的户外活动，增强体质，并保持情绪稳定，精神愉快，有规律的生活作息，保证充足的睡眠和休息，避免过度疲劳，学习和掌握哺乳的方法和技巧，有助于保持母乳的质和量。

如果乳母因身体虚弱引起乳汁分泌量少，应积极寻找原因，必要时请专业医生指导，如果是营养饮食方面的问题，可以试试以下的食疗方法。

补气养血 如果产妇属于气血虚弱型，即产妇乳汁不多或全无，如有乳汁但非常清、稀，乳房不胀而软，同时伴有产妇面色苍白少华，精神疲倦，感觉乏力，舌淡白，食欲不振，可予“章鱼煲猪脚”或“花生木瓜煲猪脚”来补气养血、通乳。

“章鱼煲猪脚”材料和制作方法：章鱼120克，猪脚2只，洗净、切块，煲至烂熟，食盐调味，分次服食。

“花生木瓜煲猪脚”材料和制作方法：花生200克，木瓜500克，猪脚2只。煲至烂熟，食盐调味，分次食用。

疏肝解郁 如属于肝郁气滞型，即产妇乳汁甚少或全无，如有乳汁但非常稠、浓，乳房胀硬而痛，或有微热，同时产妇伴有精神抑郁，胸部肋骨处胀痛，食欲减退，舌苔微黄，可予“猪蹄通草粥”来疏肝解郁，通络下乳。

“猪蹄通草粥”材料和制作方法：猪蹄2只，通草5克，漏芦15克，大米100克，通草、漏芦加水煎汤，与大米、猪蹄煮粥，粥成后加葱白2根，调味食之。

第三篇　婴儿篇
(0~1岁婴儿的喂养)

婴儿生长发育的特点和规律

① 婴儿体格的生长发育有哪些规律?

与胎儿期的头颅生长最快不同，婴幼儿期以躯干增长最快。

体重 婴儿期是一生中生长发育最快的时期。前6个月的婴儿，体重平均每个月增长0.6kg，在头4~6个月时体重增至出生时的2倍。后6个月平均每月增长0.5kg，1岁时到达或超过出生时的3倍（>9kg）。婴儿体重可按下面公式估计，前半岁体重（kg）=出生体重+月龄×0.6；后半岁体重（kg）=出生体重+3.6+(月龄-6)×0.5。

身长 是反映骨骼系统生长的指标，为从头顶部至足底的垂直长度。足月新生儿平均身长为50cm。在1岁时增长约50%，达75cm。

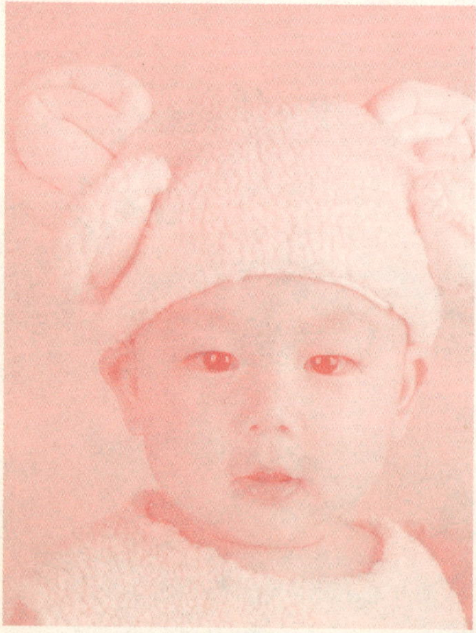
宝宝6个月至1岁时胸围和头围基本相等

头围和胸围 头围是指自眉弓上方最突出处，经枕后结节绕头的周长。它反映脑及颅骨的发育状态。出生时头围平均为34cm（男略大于女），比胸围略大1~2cm。婴儿期平均每月增长1cm。胸围是胸廓及胸肌发育程度的指标。出生时比头围小，但增长速度快，在6个月至1岁时，胸围和头围基本相等，称之为胸围交叉。

② 婴儿脑的发育有哪些特点?

宝宝头围可作为判断婴儿脑发育的物理指标。头围是指自眉弓上方最突出处，经枕后结节绕头的周长。第一年内，宝宝头围会有较大的增长。出生时约为34cm，第一年内平均一个月增加

1cm，至1岁时约为46cm。

同时，婴儿运动能、感觉（感知）能和语言能的发育，也可一定程度地反映宝宝脑发育的情况。平时我们常说“二抬四翻六会坐，七滚八爬周会走”就是宝宝运动能发育的一般规律。宝宝2个月大时，在竖抱位和俯卧位能抬头；4月龄时会试图翻身；6~7个月时会独坐；8个月时会爬行；1岁左右就会走路了。

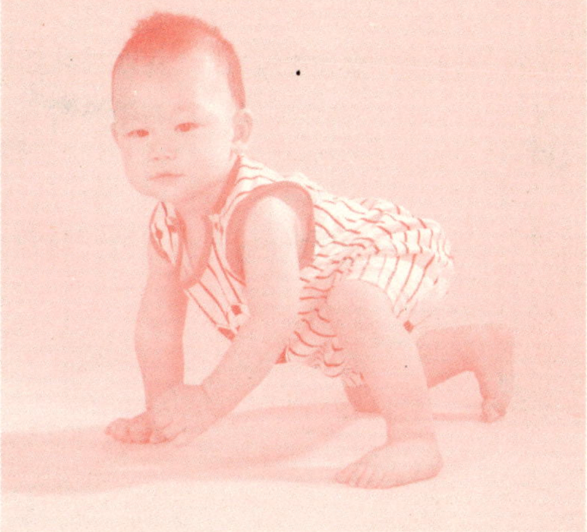
爬行对宝宝身体和心智的发育具有重要作用

婴儿的动作发育也是从粗到精，3、4个月时看到玩具，会手足乱动但拿不到；5个月以后就会一把抓住；6个月时会用手摇玩具；到10~11月龄时，就会用拇指和食指拿东西的精细动作了。

婴儿期宝宝各感觉器官也逐步发育，逐渐适应周围的人或物体。2个月时眼睛就会随物转动，有面部表情和微笑；3个月时头可随物体或声音转动180°；5个月时会伸手取物，分辨人声；8个月时能听懂自己的名字，开始认识物体；10个月以后就会模仿成人的动作；1岁时已经可以表现出一定的独立性，能正确表达自己的喜怒哀乐。

婴儿语言能的发育要经过发音、理解和表达三个阶段。2~3个月大的婴儿已能发出“咿呀”的声音；5个月时能喃喃发出单调音节；7个月时能发出复音；9个月左右能听懂简单的单词；1岁左右就可以叫出物品的名字，可以指出自己的鼻子、眼睛等。

3 如何判断男婴宝宝体格和心智发育是否正常？

除了按照上述简易的测量和计算方法判断婴儿体格和心智发育情况外，世界卫生组织还制定了婴儿体格心智发育评价标准参考值，方便查阅。下表是世界卫生组织关于0~1岁男婴体格心智发育评价的参考标准。值得提醒的是，婴儿生长发育虽然存在一定的普遍规律，但每个婴儿的生长发育都会存在一定的个体差异。也就是说，有些婴儿的相关发育指标不在参考标准范围之内，但也属于正常情况。定期进行医学保健指导，才能更好地保证婴儿的健康生长发育。

世界卫生组织0～1岁男婴体格心智发育评价参考标准

年龄	体重（kg）	身高（cm）	心智发育
初生	2.9~3.8	48.2~52.8	俯卧抬头，对声音有反应
1个月	3.6~5.0	52.1~57.0	俯卧抬头45°，能注意父母面部
2个月	4.3~6.0	55.5~60.7	俯卧抬头90°，笑出声，尖声叫，应答性发声
3个月	5.0~6.9	58.5~63.7	俯卧抬头，两臂撑起，抱坐时头稳定，能手握手
4个月	5.7~7.6	61.0~66.4	能翻身，握住摇荡鼓
5个月	6.3~8.2	63.2~68.6	拉坐，头不下垂
6个月	6.9~8.8	65.1~70.5	坐不需支持，听声转头，自喂饼干，握住玩具不被拿走，怕羞，分辨陌生人
8个月	7.8~9.8	68.3~73.6	扶东西站，会爬，无意识叫爸爸、妈妈，“咿呀”学语，躲猫猫，听得懂自己的名字，会摇手表示再见
10个月	8.6~10.6	71.0~76.3	能自己坐，扶住行走，自己熟练协调地爬，理解一些简单的命令，如“到这儿来”，自己哼小调，说一个字
12个月	9.1~11.3	73.4~78.8	独立行走，有意识叫爸爸、妈妈，用杯喝水，能辨别家人的称谓和家庭环境中的熟悉物体

4 如何判断女婴宝宝体格和心智发育是否正常？

下表是世界卫生组织0~1岁女婴体格心智发育评价参考标准。女婴的身高和体重范围比男婴都略低。

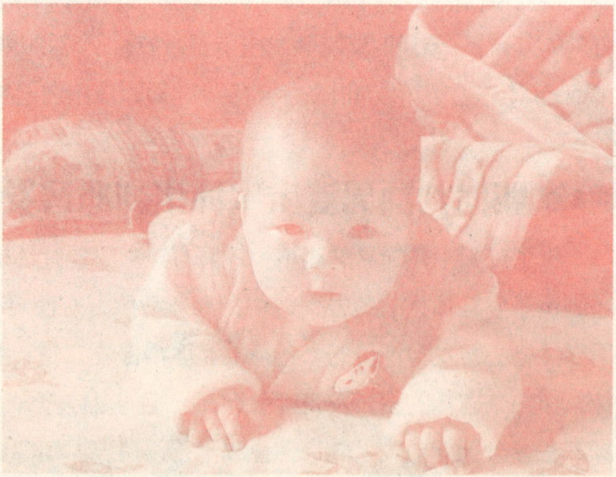

宝宝3个月大时能偏卧指头，两臂撑起

世界卫生组织0～1岁女婴体格心智发育评价标准参考值

年龄	体重（kg）	身高（cm）	心智发育
初生	2.7~3.6	47.7~52.0	俯卧抬头，对声音有反应
1个月	3.4~4.5	51.2~55.8	俯卧抬头45°，能注意父母面部
2个月	4.0~5.4	54.4~59.2	俯卧抬头90°，笑出声，尖声叫，应答性发声
3个月	4.7~6.2	57.1~59.5	俯卧抬头，两臂撑起，抱坐时头稳定，能手握手
4个月	5.3~6.9	59.4~64.5	能翻身，握住摇荡鼓
5个月	5.8~7.5	61.5~66.7	拉坐，头不下垂
6个月	6.3~8.1	63.3~68.6	坐不需支持，听声转头，自喂饼干，握住玩具不被拿走，怕羞，分辨陌生人
8个月	7.2~9.1	66.4~71.8	扶东西站，会爬，无意识叫爸爸、妈妈，"咿呀"学语，躲猫猫，听得懂自己的名字，会摇手表示再见
10个月	7.9~9.9	69.0~74.5	能自己坐，扶住行走，自己熟练协调地爬，理解一些简单的命令，如"到这儿来"，自己哼小调，说一个字
12个月	8.5~10.6	71.5~77.1	独立行走，有意识叫爸爸、妈妈，用杯喝水，能辨别家人的称谓和家庭环境中的熟悉物体

5 婴儿消化系统发育有哪些特点?

新生儿的消化器官发育未成熟，功能未健全，口腔狭小，嘴唇黏膜的皱褶很多，颊部有丰富的脂肪，有利于婴儿吸吮。新生儿的涎腺欠成熟，唾液分泌较少，唾液中淀粉酶含量低，不利于消化淀粉。到3~4个月时涎腺逐渐发育完善，唾液中的淀粉酶也逐渐增加，6个月起唾液的作用增强。因而在4个月之后可逐渐添加淀粉类的食物。

胃及其酶　新生儿的胃容量较小约为25~50ml，出生后第10天时可增加到约100ml，6个月约为200ml，1岁时达300~500ml。胃贲门的括约肌弱，而幽门部肌肉较紧张，在吸饱奶后受振动则易导致胃中的奶经食管从口溢出或呕吐。因此喂完奶后应竖起婴儿并轻拍婴儿背部，避免溢奶。婴儿胃蛋白酶的活力弱，凝乳酶和脂肪酶含量少，因此消化能力受限，胃排空延迟。胃排空人乳的时间为2~3小时。

肠及其酶　新生儿的小肠约为自身长度的6~8倍，肠壁肌层薄弱，弹力较小，肠黏膜的血管及淋巴丰富，通透性强。黏膜的绒毛较多，吸收面积与分泌面积均较大，有利于食物的消化和吸收。新生儿消化道已能分泌消化酶，但消化酶的活力相对较差，特别是淀粉酶，胰淀粉酶要到出生后第4个月才达到成人水平。胰腺脂肪酶的活力亦较低，肝脏分泌的胆盐较少，因此脂肪的消化与吸收较差。

婴儿的营养需要

6 婴儿的营养状况会影响他（她）一生的健康吗?

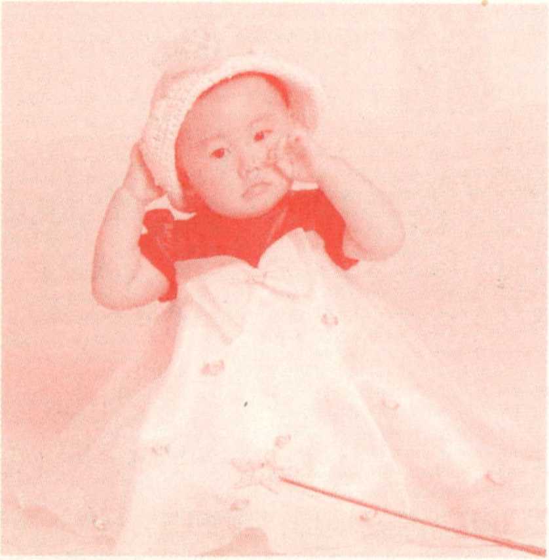
婴儿时期健康影响他（她）的一生

婴儿期是人类生命从母体内生活到母体外生活的过渡期，亦是从完全依赖母乳的营养到依赖母乳外食物营养的过渡时期。婴儿期是人类生命生长发育的第一高峰期。

不论是体格发育还是大脑、智能发育，婴儿都处于一个迅猛发展的时期。到婴儿期结束时，即1岁的时候，宝宝的体重将增加到出生时的3倍，身长增加到出生时的1.5倍。

婴儿期脑组织也有相当程度的发展。婴儿脑发育的过程就是婴儿神经系统发育的过程，也是小儿神经精神心理发育的基础。脑的发育，主要是在妊娠后期和出生后1年内。可见宝宝出生后1年内，是大脑发育的关键时期，也是智力和行为发育的关键时期。身长和体重的增长速率也比其他时期快，因此俗语说：1岁看大，3岁看老，即1岁时宝宝的身体、健康状况可预见到未来成年后的身体、健康状况，说得有一定的道理。

刚出生时新生儿的脑重约390克，仅相当于成人脑重的1/3，5个月时婴儿脑重达到600克，9个月时为660克，周岁婴儿的脑重可达900~1 000克，相当于成人脑重的2/3。

出生后第3个月脑细胞数目的增长出现第二个高峰，以后逐渐缓慢可持续到1岁半至2岁。脑细胞的多少和儿童智力发育水平的高低有密切的关系。因为脑细胞的增殖、分化特点是一次性完成，如果脑细胞发育的高峰期得不到充足的营养，将会影响小儿的智力。因此，此时的营养状况、饮食行为被认为对其健康成长乃至成年后一生的健康均极为重要。

在身体组织和脑细胞发育的高峰期，如果营养不够，将会影响小儿体格和脑的正常发育，最终影响到他未来的身高和智力。因此，保证充足的营养，加强早期教育和训练对促进婴儿体格和智能发育十分必要。

7 婴儿一天需要多少能量？

能量是婴儿生长发育的动力和源泉，能量供给不足，会导致生长发育停滞、消瘦，使许多处于发育高峰期的器官得不到发育，将导致重要器官永久发育不良等严重后果。但能量过多又可引起婴儿肥胖及其他相关健康问题。因此把握好婴儿一天需要的能量，有利于婴儿正常的生长发育。

能量是食物中蛋白质、脂肪及碳水化合物三种产热营养素在体内代谢时释放出来的。每克碳水化合物、脂肪、蛋白质在体内氧化产生的能量值称为能量系数。三种产能营养素的净能量系数分别为16.84KJ/g、37.56KJ/g和16.74KJ/g，或4kcal/g、9kcal/g和4kcal/g。

婴儿的能量需要包括，各种活动的能量消耗（包括基础代谢、体力活动、食物的特殊动力作用等）、组织生长过程（能量储存）及排泄。婴幼儿、儿童、青少年的生长发育需要能量，主要包括机体生长发育中形成新的组织所需要的能量及新生成的组织进行新陈代谢所需要的能量。婴儿每增加1克体重约需5kcal能量。3~6个月的婴儿每天约有25%~30%的热量用于生长发育。

实际应用时，婴儿总能量需要应根据年龄、体重及发育速度进行估计。新生儿第1周每kg体重每日所需能量约251kJ（60kcal），第2、3周约需419kJ（100kcal）/kg，第2~6个月时约需461~502kJ（110~120kcal）/kg，6~12个月约需419kJ（100kcal）/kg。

8 如何保证婴儿蛋白质的质和量？

婴儿正处于生长发育的高峰期，蛋白质的需要量按每单位体重计大于成人，而且更需要优质蛋白质，用于维持各种组织的新陈代谢、各个组织器官的生长和成熟。因此，必须保证婴儿足够数量和质量的蛋白质。推荐蛋白质的参考摄入量，母乳喂哺的婴儿，蛋白质为2.0g/（kg·d），牛乳喂养者为3.5g/（kg·d），大豆或谷类喂养者蛋白质为4.0g/（kg·d）。

对于婴儿前6个月来说，母乳及其他乳类是他们主要的蛋白质来源。母乳中蛋白质含量及其氨基酸构成是最适合婴儿需要的。人乳中蛋白质含量约为11g/L，只相当于牛乳的1/3，但人乳中蛋白质构成要优于牛乳。人乳中乳清蛋白占80%，酪蛋白占20%；而牛乳正好相反，70%以上为酪蛋白，乳清蛋白则低于30%。人乳中的乳清蛋白更利于婴儿消化、吸收和利用。

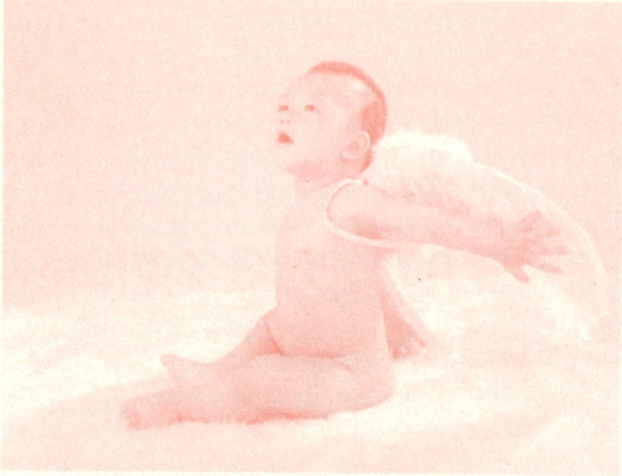
乳类是宝宝最重要的蛋白质来源

对于断奶过渡期（4~6个月至1岁）的婴儿来说，谷类是添加的第一种断奶食品，也提供部分蛋白质。小麦每100克含蛋白质8~12克，大米为每100克含8克。虽然谷类蛋白质某些氨基酸相对不足，但可以通过进食肉类、豆类得到补充。

豆类及豆制品蛋白质含量较高，每100克黑豆蛋白质含量为38克，黄豆为36克，100克豆腐含蛋白质8.1克。豆类蛋白质的氨基酸组成也较为合理，可以补充谷类赖氨酸的不足，所以豆类被看作是植物性的优质蛋白。

动物性的食品如鱼、肉、蛋类所含蛋白质较高，且氨基酸组成较合理，是优质的蛋白质来源。鱼类每100克含蛋白质10~18克，海洋鱼类一般蛋白质含量可达16~20克。禽肉类及畜肉类每100克含蛋白质16~20克。

9 婴儿特别需要DHA吗?

DHA俗称脑黄金，是脂肪酸的一种，对婴儿大脑和视网膜发育特别重要。大量的研究证实，DHA是细胞膜磷脂的主要结构脂肪酸，尤其是在视网膜及中枢神经细胞膜中。

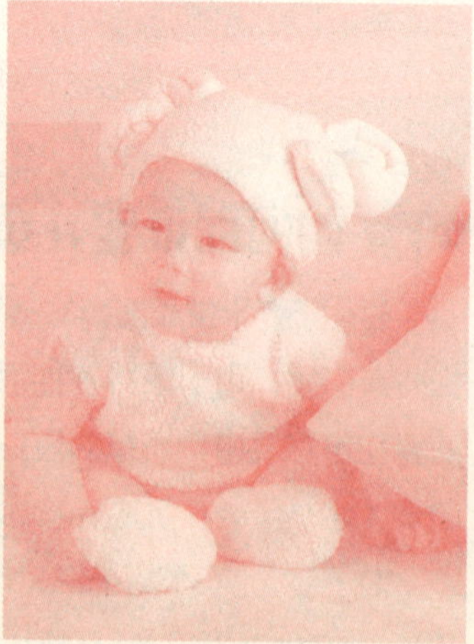
DHA有助于宝宝大脑和视网膜的发育

人类生命发展过程中，相当数量的DHA是在子宫内和出生后数月迅速积累在胎儿和婴儿脑及其他组织中的，脑和视网膜DHA积聚大多发生在脑发育阶段。大量的研究表明，DHA有助于促进婴儿大脑和视网膜发育。最有代表性的研究是，进食添加DHA配方奶粉的婴儿，其智力和视敏度都好于同一品牌但没有添加DHA配方奶粉喂养的婴儿。

FAO/WHO于1994年推荐婴儿配方奶粉应提供亚油酸、

亚麻酸、花生四烯酸和DHA，可见DHA对婴儿的生长发育多么重要。

10 婴儿最容易缺乏哪些矿物质？

婴儿必需的而又容易缺乏的矿物质和微量元素主要有钙、铁、锌。此外，内陆地区甚至部分沿海地区碘缺乏病也较为常见。

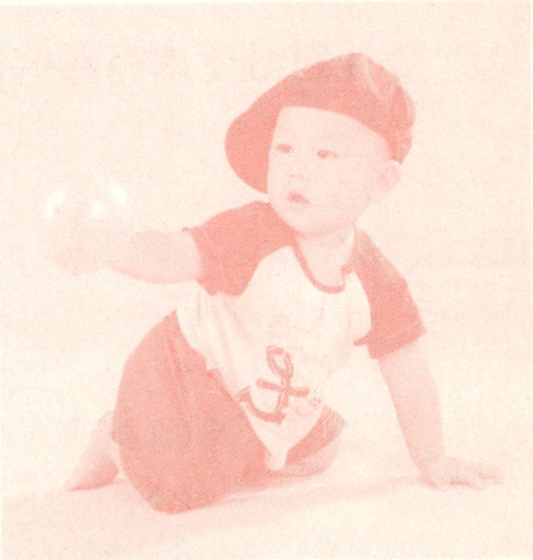

婴儿营养需均衡

钙 钙是骨骼中矿物质的主要成分。从新生儿到成人骨骼需要存留大量的钙。中国营养学会推荐6月龄以内婴儿钙适宜摄入量为300mg/d，6月龄以上婴儿为400mg/d。人乳中含钙35mg/100ml。一天800ml人乳能满足6月龄以内的婴儿的钙需要。配方奶粉中钙含量约为50~70mg/100ml，6月龄后每日摄入奶量在600ml以上，加上添加的其他辅食，能满足其对钙的需要。

铁 足月新生儿体内约有300mg左右的铁储备供婴儿利用，4月龄时婴儿体内储备铁基本耗竭。一般而言，婴儿6月龄时可出现贫血。早产儿及低出生体重的铁储备相对不足，在婴儿期容易出现铁缺乏。人乳及牛乳的铁含量均较低。母乳1~3个月时的铁含量为0.6~0.8mg/L，4~6个月时约为0.5~0.7mg/L。牛乳中铁绝对含量不仅低于母乳，约为0.45mg/L，而且吸收率亦远低于人乳。人乳和牛乳中的铁都不足以满足婴儿生长的需要，由于婴儿出生时的铁储备仅可供4月龄内使用，因此婴儿在4月龄后急需从膳食中补充铁，如强化铁的配方米粉、奶、肝泥及蛋黄等。我国6月龄以上婴儿铁的每日参考摄入量是10mg/d。

锌 6个月内的婴儿锌参考摄入量每日约1.5mg。母乳成熟乳约含锌为1.18mg/L，利用率极高，加上足月新生儿体内锌的储备，6月龄以内母乳喂养儿极少出现锌缺乏。但在6月龄后，母乳摄入量逐渐减少，婴儿膳食的植物成分增加，因而锌的参考摄入量增加到8.0mg/d。婴儿配方奶粉是较好的锌的来源，此外，6月龄后常补充富含锌的肝泥、海鱼、蛋黄等可预防缺锌。

碘 碘是合成甲状腺素的原料，甲状腺素对于维持机体正常代谢、促进生长发育特别重要。

碘缺乏可对儿童智力及体格发育产生不可逆性损害，形成所谓的“呆小病”。在我国内陆地区，土壤、水源及所出产的食物含碘量均很低，而孕妇、乳母以及婴儿是碘缺乏的高危人群，加碘食盐是预防孕妇和乳母碘缺乏的重要、有效措施。

11 婴儿对维生素有哪些需要?

除维生素D外，母乳喂养儿所需维生素全部来源于母乳。要保证婴儿对维生素的需要，乳母膳食的营养是极为重要的。

维生素A 维生素A及β–胡萝卜素具有维持上皮组织健康、增强机体免疫功能、促进生长发育及维持正常视觉等功能。在体内β–胡萝卜素可转化为维生素A。由于维生素A不易通过胎盘，在新生儿肝内储存较低。新生儿及1个月以后的婴儿所需的维生素A均需由母乳提供。小于6个月的婴儿容易发生亚临床维生素A缺乏。

婴儿维生素A推荐摄入量，以视黄醇计为400 μg/d。营养良好的乳母分泌的乳汁中含有较丰富的维生素A，用母乳喂养的婴儿一般不需额外补充。婴儿配方奶粉中添加了适宜数量的维生素A，用配方奶粉喂养时，也不必另外补充维生素A。但牛乳中的维生素A仅为母乳含量的一半，用牛乳喂养的婴儿需要额外补充大约150~200 μg/d维生素A。

维生素D 维生素D是调节钙磷代谢、与骨骼发育关系密切的维生素。维生素D缺乏引起婴儿佝偻病。由于人乳及牛乳中的维生素D含量均较低，加上婴儿户外活动少，出生2周后，应及时补充维生素D。推荐婴儿维生素D的参考摄入量10 μg（400U）/d。

维生素D是唯一能在体内合成的维生素，合成的条件是紫外光的照射，因此，婴儿期应进行适当的户外活动，以增加维生素D的合成。

B族维生素 B族维生素均为水溶性维生素，在体内储存量较少。这类维生素参与能量代谢、核酸的合成等，能促进生长发育，增强食欲。均衡膳食的乳母的乳汁及牛奶中均含有较丰富的B族维生素。

维生素C 母乳喂养的婴儿可从乳汁获得足量的维生素C。牛乳中维生素C的含量仅为母乳的1/4（约11mg/L），煮沸过程中又有所损失，最好选择配方奶粉喂养，纯牛乳喂养儿应及时补充富含维生素C的果汁如橙子、深绿色叶菜汁或维生素C制剂等。我国制定的婴儿维生素C的参考摄入量为40~50mg/d。

母乳喂养

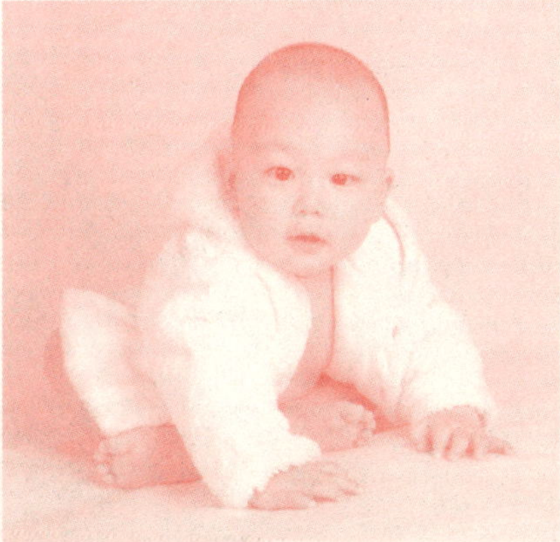

健康的婴儿眼睛明亮，反应灵敏

12 母乳喂养对宝宝和妈妈有哪些好处？

十月怀胎，宝宝一声啼哭，妈妈欣慰地笑了。用什么来迎接可爱的宝宝呢？用妈妈的乳汁吧。母乳是迎接出生后宝宝最好、最理想的食品，也是宝宝一生中最珍贵的礼物。除母乳外，世界上还没有任何一种物质能完全满足婴儿4~6个月前的营养需要。母乳含有300多种营养成分。坚持给宝宝喂母乳，将会给你的宝宝带来很多好处：

⊙ 母乳是婴儿最佳的食物，含有婴儿4~6个月内生长发育所必需的全部营养成分。在4~6个月内，除了母乳外，可不需要给宝宝吃任何食品，就可以满足其生长发育。

⊙ 一般细心的父母和家庭都会发现，吃母乳的宝宝好养，不仅生长发育正常，而且少生病，生病后也容易恢复。这是因为妈妈乳汁中含有许多可以预防宝宝生病的营养和活性免疫物质。母乳还可起到预防婴幼儿某些过敏性疾病，如湿疹、哮喘等。

⊙ 母乳不仅营养均衡，而且乳汁的分泌量，与宝宝的生长和需要相适应，不至于让宝宝吃过量。吃母乳的孩子，日后不易发胖。

⊙ 母乳中含有牛磺酸、多不饱和脂肪酸、DHA等，对婴儿大脑和视力发育有重要作用。这些营养物质，在牛奶中含量极少。

⊙ 哺乳的过程中，母婴间皮肤的频繁接触、感情的交流、母亲的爱抚与照顾都有益于孩子的心理和社会适应性的健全。

⊙ 吃母乳需要用力吸吮，这样可促进宝宝面部和牙齿的正常发育，并有预防龋齿的作用。

坚持给宝宝喂母乳，不仅对宝宝有益处，对妈妈也有帮助，例如哺乳行为可反射性地引起妈妈体内缩宫素分泌增加，促进子宫收缩，减少产后流血，促使子宫复原，减少妈妈日后患乳腺癌和卵巢癌的发生。母亲在哺乳过程中，增加了与宝宝肌肤接触的机会，从中得到特殊的心理安慰，并能增进家庭成员之间的感情，有利于稳定家庭关系。

为了宝宝的未来，每个妈妈都有责任让宝宝吃上香甜而且营养的母乳。

13 为什么要尽早开奶?

在孩子出生后的30分钟内，就应让孩子吸吮母亲的乳头，而且最初的母婴接触最好能持续30分钟以上。这是因为新生儿在出生后20~50分钟时正处于兴奋期，他们的吸吮反射最为强烈，过后可能因疲劳而会较长时间地处于昏昏欲睡的状态中，吸吮力也没有出生时那么强了。因此要抓住这一关键时机，让孩子尽早地接触母亲，尽早地吸吮乳汁，这样会给孩子留下一个很强的记忆。

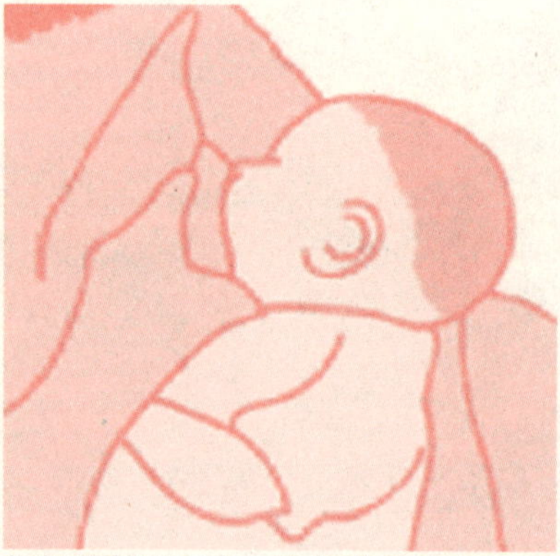
妈妈要帮助宝宝正确吸吮乳房

由于尽早地让婴儿吸吮了乳头，可促使母亲体内产生更多的催乳素，而母婴间持续频繁的接触，使这些反射不断强化，从而能使乳汁分泌增多。相比之下，没有经过早吸吮的母亲，大约在产后2天左右才开始泌乳。当母亲看到孩子学会了吸吮，自己的乳汁正源源不断地流入孩子的口中，心中无比欢欣，对母乳喂养一定会满怀信心。我国有些地方有“奶不胀不抱崽”的做法是错误的。

早开奶还可以让宝宝尽早吃上宝贵的初乳。产后最初5~7天内分泌的母乳叫初乳，其因含有更多的免疫活性物质，因而十分珍贵。

初乳较稠，颜色为淡黄色，富含抗体、丰富的蛋白质、适量的脂肪及宝宝所需要的各种酶类、碳水化合物等，这些都是初来人世的宝宝所需的最佳食物。初乳中免疫物质可以帮助宝宝抵挡细菌、病毒的侵害。所以初乳被人们称为宝宝第一次免疫，对宝宝的生长发育大有帮助。

14 如何帮助宝宝正确吸吮乳房?

为使宝宝能很好地吸吮，关键是帮助宝宝正确地含接乳头。具体的做法可按照下面的步骤进行。首先，孩子的胸腹部要紧贴母亲的胸腹部，下颏紧贴母亲的乳房。然后，母亲将拇指和四指分别放在乳房的上、下方，托起整个乳房（成锥形）。先将乳头触及婴儿的口唇，在婴儿口张大，舌向外伸展的一瞬间将婴儿进一步贴近母亲的乳房，使其能张大嘴把乳头及乳晕的大部分吸入口内，这样婴儿在吸吮时既能充分挤压乳晕下的乳窦（乳窦是贮存乳汁的地方）使乳汁排出，又能有效地刺激乳头上的感觉神经末梢，促进泌乳和喷乳反射，只有这种正确的吸吮动作才能起到使乳汁越吸越多的目的。

如果含接姿势正确的话，可看到上方的乳晕要比下方的乳晕要多。此时婴儿的嘴会张得很大，下唇向外翻，舌头呈勺状环绕乳房，面颊鼓起呈球形，并可出现深、慢而有节奏的吸吮动作，不时又暂停一会，您还可以听到婴儿在吞咽时所发出的很特别的“咕，咕，……”声，令妈妈有一种难以描写的满足和享受感。

母亲喂奶时的体位也很重要。无论采取何种体位，原则是要求母婴都要舒适。哺乳的体位有下面几种：①坐式（横抱式）：母亲坐在靠背椅上，一手托抱婴儿喂奶；②环抱式：婴儿睡在床边，母亲坐在床旁，母亲半卧位抱着婴儿喂奶；③卧式（侧卧式）：母亲婴儿均舒服地侧卧在床上，两人面对面，母亲卧着抱着婴儿喂奶。

⑮ 喂奶的次数、时间和地点有没有什么规定？

母乳喂养的次数和时间没有硬性规定，应按需哺乳，包括以下两方面：①宝宝饥饿时进行哺乳；②母亲感到乳房胀满时进行哺乳。喂奶初期，只要宝宝饿了，随时都可以哺乳，同时摸索规律。以后根据宝宝睡眠一般可2~3小时喂一次，逐渐延长到3~4小时一次，夜间逐渐停一次，一天共6~7次。4~5个月后可减至5次。若宝宝吸吮能力差，凌晨3点还需加喂一次；若宝宝吸吮能力强，晚上一次就能吃得饱饱的，夜间睡得也很好，就不一定弄醒喂奶，应根据具体情况，灵活掌握。

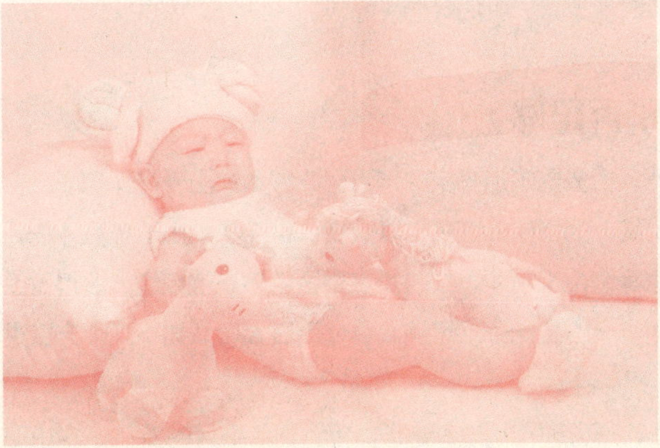
宝宝哭了可能是要吃奶的信号

哺乳持续的时间取决于宝宝，以吃饱为准。让婴儿吸完第一只乳房，然后再吸第二只乳房。一般而言，每次最长喂乳时间不超过15~20分钟。

喂奶的地点一般冬天选择在比较暖和的地方，夏天则找通风凉快的场所，至于春、秋两季，天气良好的时候，可在庭院或阳台上一边晒太阳，一边给宝宝喂奶。喂奶时妈妈一定要注意力集中，不要喂奶中途停下来干其他活，最好等宝宝吃饱了，然后再去做别的事。

16 哪些情况下不宜哺乳？

母乳是宝宝最好的食物，但在母亲患有某些疾病时不宜哺乳。一般来讲，妈妈在患有病毒性肝炎和开放性肺结核等传染病时，或患病期间服用对婴儿有影响的药物时，应禁止哺乳；患严重心脏病、肾脏病、糖尿病、甲状腺功能亢进、精神病等疾病时，不宜哺乳；患乳腺炎、病毒性感冒、高热时，应暂停哺乳（可将乳汁定时排空），待疾病痊愈后可继续哺乳。

绝大多数的宝宝都可以放心吃母乳，但有极少数因患某些先天性疾病的宝宝不宜用母乳喂养。例如苯丙酮尿症的患儿因为不能消化奶和食物中的苯丙氨酸，所以应限制吃母乳。乳糖不耐受症的患儿因体内先天性缺乏乳糖酶，或者因疾病导致乳糖酶的活性下降，使乳糖不能被消化吸收，出现乳糖不耐受症。具体表现为宝宝吃了母乳或牛乳后出现腹泻，长期腹泻则会影响到婴儿的生长发育，并导致免疫力低下及反复感染。

先天性乳糖酶缺乏的婴儿极少见，大多是后天因疾病所致。前者不可继续哺乳，而应吃不含乳糖的特制配方奶粉或大豆奶。后者可暂停喂母乳和其他奶类，改用不含乳糖的特制配方奶粉或大豆奶；但现代医学观点认为，后者应继续喂母乳，不过要适当减少哺乳次数。因疾病所导致的乳糖酶活性下降只是暂时现象，一般都可很快好转。

17 如何判断母乳分泌是否足够？

宝宝哭了就喂，喂饱了宝宝就睡，很多妈妈担心宝宝是否已吃够量。由于母体和婴儿存在着个体差异，因此目前难以用一个统一的量化标准来加以衡量，也无法划出一条具体的界限。但可通过观察宝宝的生长和排泄等情况来判断母亲的奶水是否足够。宝宝能“食得香、拉得畅、睡得甜、长体重”，就说明母亲的乳汁分泌足够。具体而言，可从如下几个方面进行观察：

哺乳次数 一般出生1~2个月的婴儿，每天哺乳可达8~12次，而到了3个月的婴儿，24小时内的哺乳次数仍至少有8次左右。

排泄情况 婴儿每天可更换5~6块或更多的湿尿布，并可有少量多次或大量一次的软质大便，多在哺乳中或哺乳后出现。

睡眠 新生儿每天睡眠的时间可长达21~22小时以上。婴儿在头2~3个月内，两次哺乳之间都应该睡得很甜。

体重 头一个月内，婴儿每周体重增加最少为125克，最多可达到210克，平均为150克左右。在2~3个月内，每周增加200克左右。

精神状态 健康的婴儿眼睛明亮，反应灵敏，哭声洪亮。

乳房充盈 在哺乳前母亲乳房有胀满感，哺乳时有出乳感，而在哺乳后母亲的乳房就显得很松软。

18 母乳不足怎么办?

妈妈们在精心哺喂宝宝的同时又会心存顾忌——乳汁不够婴儿的需要该怎么办？一般说来，除非乳腺先天发育不良，真正乳汁缺乏或不足的母亲是极少的。为了保持母乳分泌的质和量，应注意以下几个方面：

合理营养、增强体质 乳母所需营养物质的质和量，比一般妇女要高。不但要求增加总的食物摄入量，还要增加富含优质蛋白质的食物，如牛奶、豆制品、鱼、鸡肉、蛋、瘦肉等。在吃够谷类、肉类和蔬菜的基础上，还应适当饮用鱼汤或肉汤，平时多饮水。

保持情绪稳定、精神愉快 精神紧张导致大脑血液循环增多，而供应乳腺的营养就减少，使奶水减少。因此，母亲要经常保持愉悦的心情，尽量控制自己的情绪，保持稳定。同时，尽量保证生活有规律和充足的睡眠，适当的户外活动，避免过度疲劳。

按需哺乳 宝宝对乳房的刺激所形成的泌乳反射，是促使乳汁分泌的绝佳途径。妈妈应尽可能与宝宝频繁地接触，尤其坚持夜间哺乳。夜间所释放的催乳素比

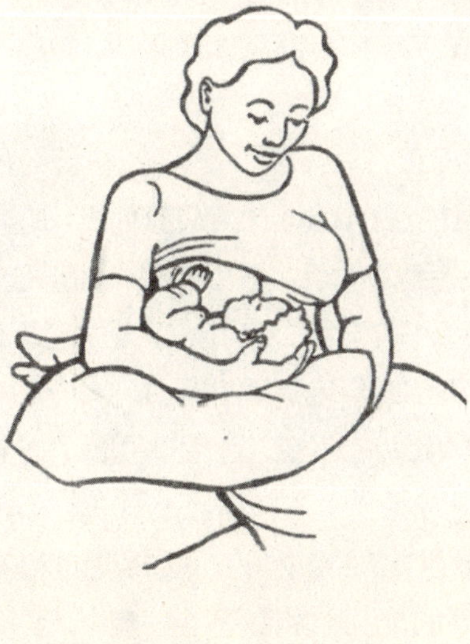

让婴儿经常吸吮有助于乳汁分泌

白天更多，可促使母亲分泌更多的乳汁。哺乳时，尽可能让宝宝吸紧乳头和吸空乳头。如果宝宝未吃饱就睡觉，可扯扯宝宝的耳朵，让他坚持吃完再睡。

避免用奶瓶喂养 吸吮橡皮奶头比妈妈的乳头更省力，容易吃到乳汁，婴儿吃惯奶瓶后就会拒绝吸吮母亲的乳头。

早期尽量把乳房经常排空 每次哺乳后进行乳房排空可使乳腺导管始终保持通畅，乳汁的分泌就不会受阻。这种额外刺激还类似于婴儿吸吮，可刺激泌乳反射促进乳汁分泌增多。

掌握喂哺技巧 乳汁分泌的多少与喂哺的技巧也有一定关系。关键是要让宝宝正确地含吮乳头。如果技巧不当，宝宝不能很好地含吮乳头和吸吮，就会出现烦躁、哭闹，还会弄得母亲的乳头疼痛，使妈妈失去喂哺的信心。

母乳量还不足时，应积极地寻找原因并加以纠正。有必要时，在医生的建议下，服用催乳药，以保证足够的乳汁分泌。如果母亲患有疾病需要暂停母乳喂哺时，可定时将乳汁挤出，以免乳量减少，造成回乳。

19 早产儿的喂养有哪些特别的注意事项?

早产儿是出生时胎龄未满37周，体重小于2 500克，身长在46厘米以下的活产新生儿。由于他们是在各个系统发育均不成熟状态下过早分娩而转入宫外生活，故其生活能力不足，抗病能力低，死亡率也较高。但另一方面其新陈代谢高，对营养需求大，由此可见，早产儿的喂养存在需求量大与消化吸收能力弱、容易发生吞咽困难或消化不良之间的矛盾，早产儿喂养比正常足月儿要复杂和困难。

早产儿科学喂养要特别注意以下几点：

尽可能做到母乳喂养 母乳是早产儿最理想的食品，目前已公认母乳喂养较其他喂养明显能提高早产儿的存活率和存活质量。较大的早产儿可直接吸吮母乳，较小者需挤出母乳喂养。早产儿妈妈的初乳具有最适合喂养自己早产儿的特点。早产儿先天不足，需要的营养更多。在此需要的情况下，早产儿妈妈的初乳中所含各种营养物质和氨基酸较足月宝宝母乳更多，能充分满足早产宝宝的营养需求，而且更有利于早产宝宝的消化吸收，还能提高早产宝宝的免疫能力。

不能实施母乳喂养 选择早产儿专用的配方奶喂养。喂养方法要根据早产儿的成熟度和吸吮能力区别对待。不能吸吮奶瓶的，用小匙喂；吞咽不佳的，用滴管喂；不会吞咽的，要用经鼻插的胃管或肠管喂（要在医院中进行），如果还是不行，就要用静脉点滴营养素。

喂奶的时间和次数 开奶时间要晚于正常足月儿，一般生后先试喂糖水3~5毫升，以后每次给奶2~5毫升，如能耐受，则每次增加1~2毫升，直至达到早产儿每日所需要的能量。喂奶的次数因体重大小而有不同。体重小于1 500克者，每1~2小时喂一次， 大于1 500克者每2~3小时喂一次。随着早产儿逐渐长大至体重超过2 500克时，喂养方法可与正常新生儿一样了。

20 如何有计划地逐渐断奶？

断奶是指中断“母乳”喂养（而非中断牛奶）。小儿生长发育很快，对营养需求量也大，如果断奶过急，没有把握好断奶时间和方法，宝宝不习惯其他食物，就很容易引起营养不良以及消化功能紊乱，所以断奶应有计划地逐步进行，而不是骤然断奶。完全断奶的时间可根据宝宝的需要而定，一般在1岁左右，有的宝宝吃到2岁。但是，如果妈妈因工作需要，需要提前断奶，如6~8个月就要完全断奶，就要至少提前1个月作好断奶计划。

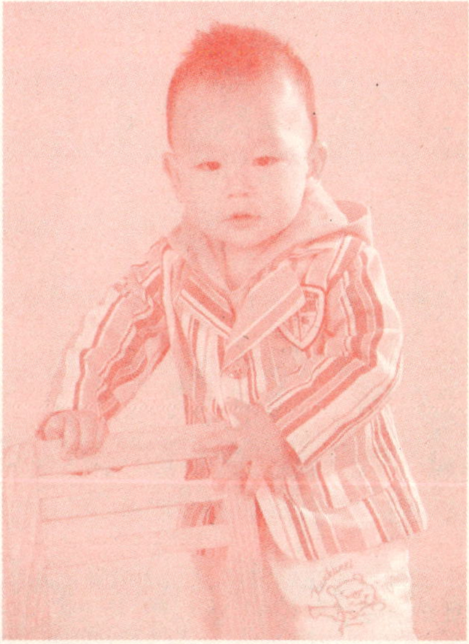

断奶要循序渐进

选择断奶的适当时机 断奶的季节，以春、秋天气温和时为好。气候太热、太冷，容易发生疾病，一般不宜进行断奶。断奶应在宝宝身体健康时进行，以避免拒食、消化不良而引起营养不良。

重视宝宝断奶期的味觉体验 多给宝宝尝试一些不同的食物，让孩子习惯吃各种各样的食品，而不是只喜欢奶水。

在断奶过程中，逐渐增加配方奶的供给 逐渐用配方奶部分或完全替代母乳。断奶不是完全不吃奶，而是由母乳换成婴儿配方奶粉和其他食物组成的饮食。

有的妈妈采用涂药物或辛辣品在乳头上，迫使宝宝放弃母乳，这样的做法不但会让宝宝哭闹不止，还会给宝宝健康和身心发育造成不良影响，是不可取的。

人工喂养

21 什么是人工喂养或混合喂养?

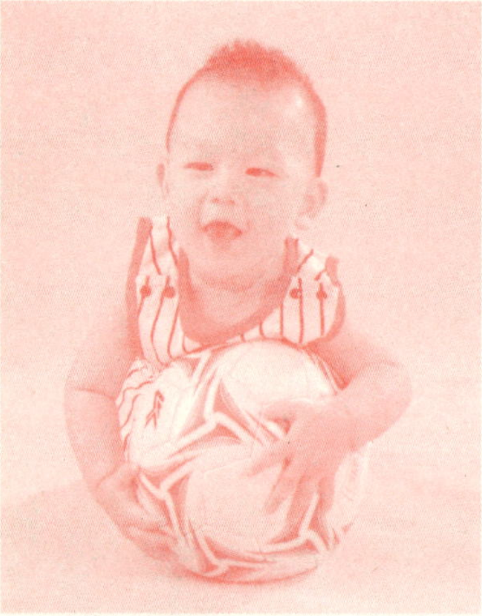
人工喂养要注意清洁卫生，两餐之间应适当喂水

由于各种原因，不用母乳而采用其他动物乳制品如牛乳、羊乳等或配方奶粉喂养宝宝，称为人工喂养；若同时仍保留部分母乳喂养，称为混合喂养。应该指出，混合喂养比人工喂养要好，但终究不如母乳喂养，故不宜轻易放弃母乳喂养。

混合喂养有以下两种方法：一为补授法，即母乳喂养的次数不变，每次先喂母乳，不足的量用配方奶粉或乳制品补充。此方法的好处是坚持母乳喂养，保持对乳头的经常刺激，可以维持甚至增加母乳的分泌，适用于母乳不足者。缺点是补授的乳量无法计算，只能按宝宝的食欲和母乳量多少而定。另一为代授法，即用配方奶粉或乳制品完全代替一至数次母乳喂养，或与母乳交替喂养。此方法的好处是配方奶粉或乳制品的量容易掌握，可以保证宝宝吃饱，适用于因妈妈的特殊情况，如上班不能按时哺乳者。缺点是可能影响母乳的分泌量，为此在代授期间，妈妈仍应将乳汁挤出或用吸奶器吸空，以保持乳汁分泌，吸出的乳汁保存好，加温后仍可使用。至于喂母乳次数，要根据母乳的分泌量来定，但不应少于每天喂养次数的一半，否则会影响母乳的分泌。

人工喂养或混合喂养过程中，应选择婴儿配方奶粉，并严格按照奶粉包装上的说明为宝宝调制奶液，不宜再加糖，也不宜随意增减量和浓度。如果喂鲜牛奶的话，应根据浓度适量加水稀释并加糖。人工喂养或混合喂养，应在两餐之间适当地喂水。

22 为什么人工喂养应首选配方奶粉？

对宝宝来讲，除母乳以外的其他动物乳品，如牛乳、羊乳都有不可避免的缺陷。以牛乳为例，牛奶的蛋白质中以酪蛋白为主，不易消化，不利于宝宝的消化吸收；其次是饱和脂肪酸含量多，而宝宝需要的不饱和脂肪酸和必需脂肪酸含量低；再就是乳糖含量低，还不足母乳的一半。也就是说，牛奶中蛋白质、脂肪与糖三大营养物质的比例和结构不合理，不适于宝宝生长发育所需。牛乳中蛋白质和各种矿物质含量也超过宝宝的需要，对宝宝尚未完善的肾脏是个高负荷。

配方奶粉是专为婴儿生产的替代母乳的婴儿奶粉，是按照人乳成分组成，利用现代技术，将牛乳进行彻底改造，以便更适合宝宝的生理特点与营养要求。在配方奶粉中加入脱盐乳清粉，以增加其中乳清蛋白的含量，使乳清蛋白与酪蛋白的含量及比例接近母乳。采用不饱和脂肪酸和必需脂肪酸含量高的优质植物油替代牛乳中的奶油，使之符合婴儿生理要求。添加乳糖，提高乳糖含量，使之接近于母乳。通过这样的改造，配方奶粉中蛋白质、脂肪与糖的比例适宜，符合宝宝生理需要。同时还能脱去牛乳中过高的钙、磷和钠盐，使钙与磷、钠与钾比例适宜，也降低了牛乳中的矿物质含量，使之接近母乳，适合于肾功能尚不健全的宝宝生理特点。此外，还增加了母乳和牛乳中含量均不足的一些营养成分，如铁、锌、碘、维生素D及维生素A等多种矿物质、微量元素和维生素。这样，宝宝通过食用配方奶粉，可以预防缺铁性贫血、佝偻病和缺锌症等多种营养缺乏病。

因此，目前市场上销售的各种奶粉及奶制品如全脂甜奶粉、全脂淡奶粉、蒸发乳、脱脂奶粉、炼奶，原则上均不适合婴儿食用，未经调配改造的新鲜奶及其制品也不宜选择，对于人工喂养或混合喂养的婴儿期宝宝，应首选配方奶粉来喂养。

23 如何正确地为宝宝选购配方奶粉？

配方奶粉是宝宝在婴儿期间的主要食品之一，有的妈妈没有母乳，宝宝从出生就开始每天只吃配方奶粉，所以要科学地选购和冲调配方奶粉才能保证宝宝的健康。

目前市售的配方奶粉，多以牛奶为原料或以大豆蛋白作为蛋白质原料。按产地分，有国产奶粉、进口奶粉、中外合资生产的奶粉；按包装形式分，有罐装奶粉和袋装奶粉；按成分特点和适用对象，有早产儿配方奶粉、婴儿配方奶粉（第一阶段、第二阶段）、脱敏配方奶粉、水解蛋白配方奶粉等。

由于宝宝长期需要奶粉，所以在保证质量安全的基础上，应货比三家，不可因贪图便宜购买劣质产品。在购买时，要多咨询和比较，购买信得过的奶粉。建议购买正规厂家、有一定生产规模厂家的品牌产品。不宜跟随广告走，有些奶粉广告做得非常响亮，但质量却差强人意。尤其在"三鹿奶粉"事件后，广大消费者更是需要在选择奶粉上多下功夫。

24 如何正确地冲调配方奶粉?

正确地调配婴儿配方奶粉直接关系到孩子的生长。给孩子调配的奶过稀，且长期使用，会导致营养不良；过稠则会加重孩子肝肾和消化系统的负担，导致孩子厌食牛奶或肥胖。一些家长担心宝宝吃不饱，常常把奶冲得很浓，这是特别需要注意的。一般在婴儿配方奶粉的包装上都有不同月龄奶粉的用量、调配方法、每日喂养次数以及其他的相关事宜的详细说明。应尽可能按照这些要求配制奶粉。

调配婴儿奶粉时的方法有很多，特别要注意以下三点：一是洁净、卫生；二是奶粉量及其加水量；三是奶水的温度。

下面以直接用奶瓶配制奶粉的方法作一介绍。

⊙ 在冲调奶粉前，应彻底用肥皂和清水洗净及擦干双手。

⊙ 将奶瓶、奶嘴及奶瓶盖彻底洗净，放在锅内加水煮沸10分钟后取出。

⊙ 将清洁饮用水煮沸10分钟，倒入已消毒的容器中冷却至约摄氏40度（也可用手腕感受温度，感到温热不烫即可）。

⊙ 根据宝宝需要的奶粉量计算用水量，把相应分量的温水倒入奶瓶中，随后用量勺加入一定量的奶粉入此奶瓶。

⊙ 盖好奶瓶，上下摇动，直到奶粉完全溶解为止。

⊙ 将奶汁滴入手腕，若温度适中即可喂哺。

25 如何调制宝宝鲜牛奶?

在没有条件获得婴儿配方奶粉时，鲜牛奶是宝宝最常用的代乳品。由于牛奶中的成分与母乳有一定的差别，为了避免引起宝宝消化不良，在喂宝宝前，要对鲜牛奶进行调制，以使其营养成分尽量达到与人乳相仿，并保持无菌和易于消化。

调制主要有稀释、加糖、煮沸三个步骤：

稀释 牛奶中含有的蛋白质和矿物质比人乳多2~3倍，为了使它不增加婴儿肾脏的负担，应加以稀释。可用米汤稀释，不仅能增加热量、避免大量乳凝块的形成，还可以防止肠道内发酵。稀释的程度与宝宝的月龄有关：新生儿2周内可按2：1（2份鲜牛奶加1份水或米汤）、3周内3：1、4周内4：1稀释，满月后可不稀释用全奶。若当地市售奶质较稀，宝宝吃奶后不久便有饥饿表现，可适量少加水或不加水。稀释的浓度是否合适，可通过观察宝宝大便判断，如果大便正常，无奶瓣等消化不良迹象，说明稀释的浓度尚可，否则需要进行调整。

加糖 牛奶中糖浓度稍低于人乳，应加少量的糖，一般100毫升稀释好的鲜牛奶加5~8克糖（约半汤匙）。

煮沸 因奶类适合细菌的生长，容易传播各种疾病，经煮沸便可达到灭菌的目的，且能使奶中的蛋白质更适合宝宝消化吸收。但煮沸的时间不宜过长，否则会使奶失去香味，维生素也遭到破坏。一般家庭采用“水浴法”：把宝宝全天吃的奶按喂奶次数定量分装在奶瓶内盖好，将奶瓶置于加冷水的锅中，水面稍高出奶面，煮沸3~5分钟后取出，将奶瓶放在冷水中冷却即可，然后放冰箱中保存。喂时将奶瓶置热水杯中加热即可。

26 给宝宝喂多少奶是适宜的？

宝宝喝奶量有一定程度的个体差异，同月龄、体重有密切的关系。配方奶粉的包装上有各个月龄宝宝奶粉需要的建议量，奶量也可自己计算，计算的方法有两种，一是根据月龄计算，另一是根据宝宝的体重计算。

根据月龄计算 一般说来，宝宝在出生的头几周，一日的奶水量约等于体重的1/5，2~4个月约等于体重的1/6，6个月约等于体重的1/7，7~12个月约等于体重的1/8。例如：宝宝在12个月的时候为7公斤，则宝宝每日需要7公斤×1/8＝0.88公斤＝880克＝880毫升奶水（注：奶水1克相当于1毫升）。

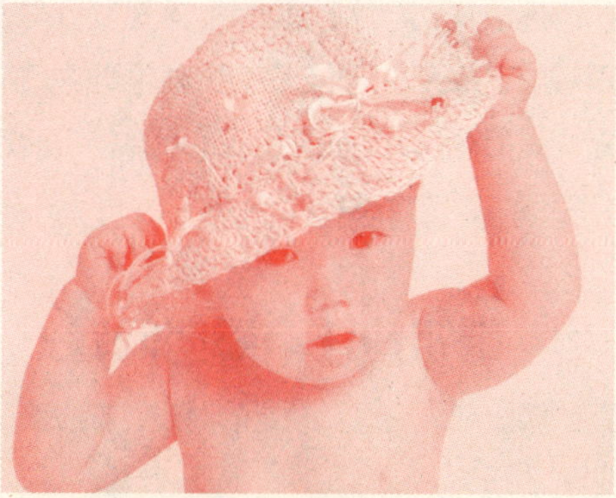

宝宝的奶量也是因人而异的

依据体重计算 宝宝平均每天喝的奶量大约为

每公斤体重100~120毫升奶水。例如：宝宝体重6公斤，一天应该喝的奶量为110×6=660毫升。分成5~7次喂给宝宝，即每3~5小时喂一次，两次喂奶间隔期适当喂水。

需要注意的是，无论是推荐量还是计算量，都是按照大多数婴儿需要而设定的平均水平，只可作为参考，不可机械地套用，因为对少数食量较小婴儿，这个推荐量可能吃不完，而对少数食量大的婴儿，这个量可能又不够吃。以宝宝的进食量为原则，切记不要强迫婴儿喝完剩余的奶。因为摄入过多的奶可能导致消化紊乱，甚至肥胖。

27 给宝宝喂多少次奶是适宜的？

对于宝宝哺喂次数的安排，母乳喂养与人工喂养不尽相同。母乳喂养实行按需哺乳。新生儿一般每隔3小时左右就有哺乳的要求，这与母乳里的蛋白质易消化、蛋白质含量适中有密切的关系。随着新生儿期的结束，宝宝要求哺喂的时间便逐渐具有一定的规律了。在满4个月以后，开始增加辅助食物时，一般可考虑安排4次喂哺时间，在2次喂奶的间隔中，可添加少量蛋黄、米汤、菜汁等辅食品。在11个月左右，可将喂奶时间减少为3次，总量500~600ml，再适当增加喂辅食的数量。

对于人工喂养的宝宝，由于牛奶不如人乳易消化，一般要稀释后喂养宝宝，每次喂奶间隔时间可稍长，约为3.5~4小时，每天7~8次，在喂奶间隔中，还应给宝宝喂1次水。牛奶喂养的宝宝在2个月以后就应加纯果汁了，一般在喂奶的间隔中每天加1次，以补充牛奶中维生素的不足。小儿在4个月以后，基本与吃母乳的宝宝一样添加辅食，即安排4次喂哺时间，在2次喂奶的间隔中，可添加少量蛋黄、米汤、菜汁等辅食品。在11个月左右，可将喂奶时间减少为3次，总量500~600ml，再适当增加喂辅食的数量。

逐步养成定时定量喂养。人工喂养与人乳喂养不同，必须有一个合适的喂奶次数，要定时喂哺，每天7~8次，在两次喂牛奶的间隔期，应当给宝宝喂些开水。需提醒的是，定时和定量是相对的，还应视宝宝的具体情况而定，密切观察宝宝的反应，定期进行体重的测量，使宝宝生长发育良好。

28 喂奶应注意哪些问题？

喂奶前、后以及喂奶的时候，都应该注意卫生和讲究喂哺方法，以免因小失大，造成不必要的损失。

喂奶前　每次在准备喂奶以前，应先把双手洗干净，并将奶液滴一滴在手腕上，感到温热不烫才可喂给宝宝。

喂奶时　喂奶时持奶瓶的姿势要正确。奶瓶底部稍微抬高，直至奶液充满了整个奶头，以免宝宝吸入较多的空气而吐奶。这种姿势一直保持到宝宝饮奶结束。注意宝宝吸奶结束时，奶嘴中应留有少许的奶液，这样才可避免宝宝吸入空气。

喂完后　宝宝吃完奶后，妈妈抱起宝宝，让宝宝头部靠在妈妈的肩膀上，轻拍宝宝背部10多下，使其打嗝，避免吐奶。把宝宝放下后，应及时把奶瓶、奶嘴、奶瓶盖等冲洗干净，留待下次喂奶前煮沸使用。不要等到消毒前再全部一起清洗，因为此时奶垢已经沉积，不易彻底清除。

29 宝宝为什么突然不想喝奶了?

宝宝本来胃口挺好，也没有任何生病症状，活动也正常，但突然有一段时间不喜欢喝奶粉，而过一段时间就恢复正常了。这种现象称为“厌奶期”。宝宝厌奶的现象普遍发生在4个月之后，一般持续一周到两周的时间。这主要是由于宝宝逐渐对周围环境产生好奇，对吃奶之事分心，注意力不集中，或者吃腻了单一的食物等。另外，4个月之后开始添加辅食，宝宝可能因“喜新厌旧”，变得不再钟情于吃奶。

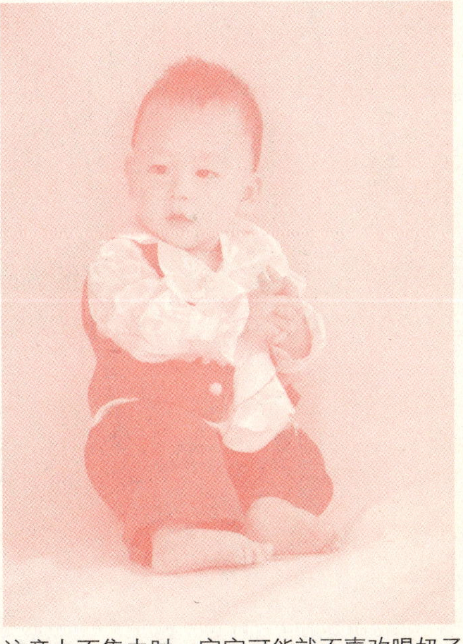
注意力不集中时，宝宝可能就不喜欢喝奶了

如果碰到宝宝厌奶，首先不要焦虑，可试试采取以下措施：

不要随意更换配方奶粉　宝宝已经习惯了所喝的奶粉口味，如果换了新品种，更容易引起宝宝反感而“拒食”。一般过了厌奶期，宝宝还是会喜欢原来这种配方奶粉的。

不可强行喂奶　在孩子的不同发育阶段，厌食的问题可能随时都会出现，这是正常现象。如果家长着急，不等孩子恢复食欲就强迫他进食，他就会有抵触行为，加剧孩子的厌食感。

食物多样化 宝宝会产生厌奶的情形，父母可以在辅食的种类和颜色上下点功夫，提高孩子对食物的接受程度。

提供营养足够的替代品 暂时多吃其他蛋白质高同时富含钙的食物替代品，如豆腐、芝麻、小鱼干、虾皮等。

给孩子一个安静的进食环境 减少外界的吸引或刺激。

观察宝宝的生长 如果宝宝的成长曲线属于正常，且活动力一如往昔，无其他异常的现象发生，可能会是某些生理不适导致的厌奶（如刚打完预防针、长牙期间、胀气等），这种情形通常持续几天后即恢复正常，父母就无须过于担忧。然而如果宝宝一直食欲不振，且出现活动力变差的情形，则有必要观察是否有其他的生理疾病。

辅食添加

30 为什么要在4~6个月后给宝宝添加辅食?

在4~6个月后给宝宝添加辅食有下面几点科学基础。

满足婴儿日益增加的营养需求 由于人类进化为直立行走和劳动，乳房已不能大量地储存乳汁，WHO以及我国进行的乳母泌乳量的调查表明，营养良好的乳母平均泌乳量为700~800ml。这一数量能满足0~6个月内婴儿的全面营养需要。6个月的婴儿每天需要能量约700~900kcal，以母乳量分泌800ml计，约提供560kcal的能量，仅能满足此时婴儿需要量的80%。此外，800ml母乳所提供的铁不到1mg，婴儿此时需铁约6~10mg/d。因此，母乳提供的营养素渐渐跟不上婴儿生长发育之所需了，只有补充辅助食品来弥补母乳营养素的不足部分。

学习吃食物，为断奶作准备 在母乳喂养的基础上，逐步地为婴儿添加辅助食物，除补充营养需要外，让婴儿逐步地认识并适应母乳以外的食物，进行咀嚼和吞咽的训练等，逐渐过渡到成人膳食是添加辅食的另一个科学基础。婴儿的科学喂养包括母乳喂养和正确的优质的辅食添加，二者同等重要。如按传统的理解将断奶理解为离乳或戒乳，立即不吃母乳，是错误的。

适应婴儿消化系统的需要 随月龄的增加，胃容量逐步扩大，消化吸收功能不断完善，尤其是淀粉酶分泌和活性增加，需要添加淀粉类食物，使酶的分泌和活性日益成熟。随着齿龈黏膜的坚硬及以后乳牙的萌出，喂以软的半固体食物，婴儿会尝试咀嚼食物，有利于乳牙的萌出和训练婴儿的咀嚼功能，并养成对食物先咀嚼后吞咽的习惯，以免日后喂养困难。只吃细软食物的孩子，不但牙长不好，以后的语言能力还会受影响。在喂养工具上，从用奶瓶喂养，逐步改变为用小茶匙、小杯、小碗喂养。

31 4~6个月后给宝宝添加辅食有哪些好处?

在4~6个月后给宝宝添加辅食还有如下好处:

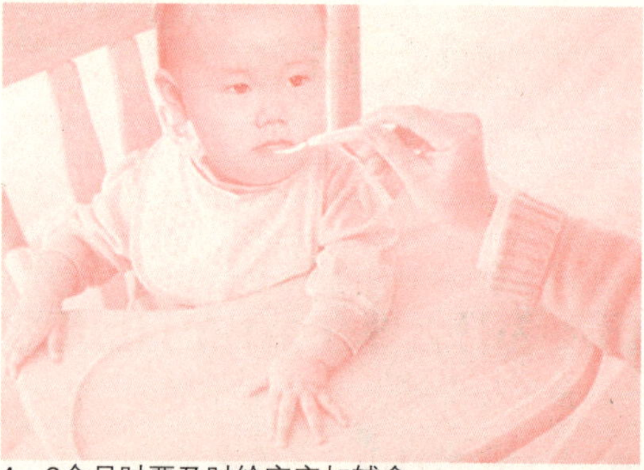

4～6个月时要及时给宝宝加辅食

满足婴儿心理的需要，促进婴儿心理发育 随着婴儿的逐渐成长，让婴儿逐渐认识人类的食物，满足其对人类食物好奇的心理需求。从心理上可逐步减少婴儿对母亲的依赖。这是孩子迈向独立的一个重要转折点。此外，在添加辅食、学吃的过程中，婴儿也可通过自己吃而建立和增加自信。

促进婴儿智力发育 儿童早期发展的研究表明，早期教育是融于生活的感知教育，应该通过眼、耳、鼻、舌、身的视觉、听觉、嗅觉、味觉、触觉的丰富刺激，来达到启迪多元智力的目的。学吃的过程，恰恰可以满足这一切。食物的色、香、味、形，通过孩子的感知觉和相应的动作，进餐过程与养护人的情感、语言交流等等综合在一起，达到了开发、启迪智力的目的。

培养科学的饮食习惯 断奶过渡期正确的辅食添加，使婴儿接触、尝试和感觉各种成人的食物，这对于儿童正确饮食行为的培养是极其必要的。有研究显示，母乳喂养儿如能正确地添加辅食，其儿童期和成年后挑食、偏食的毛病较少。

32 添加辅食应遵循哪些原则?

辅食添加是一门学问，因为宝宝适应世界需要一个过程，那么适应各种各样的食物同样需要一个漫长的过程。辅食太多、太杂、太硬都会影响到宝宝薄弱的消化系统。虽然每个宝宝的健康和喂养情况都不尽相同，但在给孩子添加辅食时应遵循以下基本原则:

从一种到多种 添加辅食应从一种开始，使宝宝有一个适应过程，如果宝宝适应，再增加第二种，以后逐渐增加到多种。如果同时添加两种食品，婴儿若有消化不良或对食物过敏，就很难分清是哪种食物所引起的。一般在一种食物适应并进食3~5天后，再添加另一种新的食物。

由少到多 比如4个月开始添加蛋黄，开始只给1/4个，如能适应，5~7天后可增加1/3个，逐渐增加到1/2个，1~2个月后才增加到1个。同样道理，添加其他食物也应该从少量开始，比如宝宝第一次吃某种食物，起始只喂1~2勺，如没有过敏反应，以后再缓慢逐渐增加。

由稀到干、由细到粗 宝宝的咀嚼能力是逐渐完善的，因此辅食的质地应适合宝宝的咀嚼能力。一般来说，应从较稀的流质食物开始，逐渐过渡到较稠的流质、半流质、泥糊状，最后到固体食物。例如从米汤、薄粥、厚粥，最后到软饭。食物性质从细到粗，先喂菜汤、细菜泥，以后逐渐地试喂粗菜泥、碎菜和煮烂的蔬菜。

观察反应，采取措施 添加辅食时，要观察宝宝的反应。如宝宝不喜欢吃辅食，这种辅食就应在哺母乳前喂；如喜欢吃辅食，则应在哺乳后喂。每次添加新辅食，应观察大便的次数和性质，如大便次数增加，且不消化，应暂停喂几天，待大便正常后再添加。

身体健康 当婴儿消化不良或者生病时，应暂停添加辅食，待婴儿身体恢复健康后再添加。这是因为婴儿生病时，消化力减弱，此时添加新的辅食易导致消化功能紊乱。应在婴儿安静愉快的时候添加新的食品，紧张的气氛会使婴儿拒绝新食物和进食体验。

33 添加辅食过程中，应注意哪些事项？

除了以上原则外，在添加辅食过程中，还应注意以下事项：

讲究卫生 添加食物一定要讲究卫生，原料要新鲜，现做现吃，吃剩的食物不要再给婴儿吃。婴儿餐具要固定专用，除认真洗刷外，还要每日消毒。

口味偏淡 4个月以内的婴儿，由于肾脏功能尚不完善，不宜吃盐。在菜泥、果泥、蛋黄、肝末及碎肉等自制辅食中，应不加盐。8、9月龄时婴儿开始吃菜粥或烂面条时可考虑加少许盐，以能尝到一点咸味为度。此外在添加顺序上，应先添加蔬菜，后添加水果，因为先尝到水果甜味的婴儿，有可能会拒绝口味偏淡的蔬菜。

气氛和谐 在愉快的气氛中进食，进食前保持愉快的情绪，不训斥、打骂宝宝，并先做好准备，如给宝宝洗手、围餐巾使之形成良好的饮食习惯。

耐心地喂 每添加一种新食物都从小量开始，用小勺挑一点食物，轻轻放入宝宝嘴里，让他自己慢慢吮吸、慢慢品味，待宝宝吞咽后再取出小勺。注意不要把汤匙过深地放入宝宝的口中，以免引起呕吐，从此排斥辅食和小匙。喂食时，宝宝吐出来的食物可能比吃进去的还要多。不必紧张，给他擦干净后，可照常喂余下的食物。也许你的宝宝在喂食中会将头转过去，避开汤匙或紧闭双唇，甚至可能一下子哭闹起来，这表示他已经吃饱了，不肯再继续吃。此时，你决不要强迫他再吃，顺其自然，下次再喂。

注意选材 不宜过早添加婴儿不能消化的辅食，否则会引起腹泻。但添加过晚，也会引起营养缺乏，不利于健康。因此，添加辅食的品种要与宝宝月龄相适应。若是宝宝对添加的食材接受性不佳时，家长暂时别性急，也不要强迫他们进食，以免引起宝宝进食的反感。可先停止喂食一、两个星期之后，再重新少量给予，可以让宝宝再次接受此种食材。

34 怎样按顺序给宝宝添加各类食物？

不同月龄添加的食物顺序见下表：

辅食添加的顺序

月　龄	添加的辅食
4~6月龄	米粉（糊）、烂粥等 蛋黄、无刺鱼泥、动物血、肝泥、大豆蛋白粉、豆腐花、嫩豆腐、婴儿奶粉或全脂牛奶等高蛋白食物 菜汁（先）、果汁（后）、叶菜泥、水果泥 鱼肝油丸
7~9月龄	稀粥、烂饭、饼干、面包、馒头等 全蛋、无刺鱼、动物血、肝泥、黄豆制品、较大婴儿奶粉或全脂牛奶等高蛋白食物 蔬菜泥、水果泥 鱼肝油丸
10~12月龄	稠粥、烂饭、饼干、面条、面包、馒头等 无刺鱼、全蛋、动物血、肝、黄豆制品、碎肉末、较大婴儿奶粉或全脂牛奶 碎菜、薄水果片 鱼肝油丸

35 怎样制作菜汁、果汁？

人工喂养的孩子可以在2~3个月添加菜汁和果汁。下面介绍一些制作菜汁、果汁的方法。

首先应选择应季的蔬菜和水果，只要新鲜就行，不管贵贱，更无需花很多钱去买那些反季节蔬菜和进口水果。蔬菜、水果要洗净，对有可能打过农药的蔬菜和水果应削皮后使用。

蔬菜每次可取50~100克左右，水果切成小块，5~10小块即可。用量可根据经验和宝宝的需要逐渐调整。菜汁要现做现吃。长时间放置的菜汁亚硝酸盐含量增高，会导致高铁血红蛋白血症，甚至可导致亚硝酸盐中毒。

为避免维生素的损失，制作蔬菜汁前应先将水烧开，然后再放入新切碎的蔬菜。水与蔬菜的比例是2：1。煮开后继续煮3分钟。放置一段时间，用手腕试温，如果温度适宜，就可以把菜汁喂给宝宝饮用。

果汁的做法多种多样，有条件的家庭可用电动果汁机、榨汁机制作；没条件的话，可用消毒纱布(4层厚，蒸、煮消毒均可)包裹水果后挤出果汁；如果是橘子、橙子、西红柿等有皮多汁的水果或蔬菜，可以一剖两半，直接用勺子取汁或用挤汁器将果汁挤出。喂两个月婴儿使用的果汁要兑一倍水，可加少许糖，开始一天喂一次，10ml开始，渐渐地加量至30ml。大些的婴儿可以吃果泥时，就不用喝果汁了。开始时，只能给孩子喂一种水果的果汁，适应后（3~5天无异常）才可换其他品种。给果汁的时间最好选户外活动之后。此时，孩子口渴，适宜喂水或果汁。

36 如何给宝宝冲调和喂食婴儿米粉?

婴儿米粉是宝宝首先添加的辅食食品，在冲调和喂食时应注意方法，否则会导致喂哺失败，造成辅食添加延迟。一般米粉的调制方法可分为两种：

一种是直接以一匙（一般的婴儿奶粉匙即可）婴儿米粉加30~60毫升温水的方式，调制成糊状。刚开始几次添加米粉时候，可以稍微比说明中的要求稀，以增加小宝宝对米糊的接受性，并降低宝宝肠胃不适或是过敏的现象发生。

另一种方式是将婴儿配方奶粉和婴儿米粉，以1:1（即一匙婴儿配方奶粉加一匙米粉以30毫升的温水调匀即可）或2：1的方式喂食给小宝宝吃，这种方式不但可以增添配方奶粉的风味，也可以同时增加其营养量。

如果此前喝过苹果汁，米粉也可以与苹果汁混合，果汁中的维生素C能增加铁的吸收。

喂食婴儿米粉应严格遵照辅食添加的原则和方法实施。例如喂食时，用勺子的前端来喂食米粉。当你开始给宝宝喂食时要面带笑容，一边与宝宝说话，一边慢慢喂食。放少量谷物在宝宝的舌头后边。宝宝需要学习食物的味道和食物放在他们嘴里的感觉。

米粉或其他谷物的量和稠度应该随着婴儿的适应逐渐增加。慢慢地增加到每天2~4勺米粉。数周之后，大部分婴儿每天进食1~2次米粉，每天总量约为10~25克。

37 如何为宝宝制作和添加水果泥？

一般在宝宝学会吃3~4种蔬菜泥后，再开始提供水果泥，如香蕉泥、鳄梨和煮过的苹果泥和生梨。带皮的水果务必把皮去掉，以保证食品安全。用勺子轻轻地在水果上刮取果肉即成果泥喂给宝宝，开始只给一次，每次2~4勺，每勺不超过婴儿小勺的1/4，如果没有过敏反应，2~3天后即可增加至每次2~4勺，每天两次，具体的数量要取决于婴儿的胃口，不要硬喂。可以试着将水果和蔬菜混合，例如苹果和胡萝卜，或香蕉和甜薯。根据婴儿的食欲，逐渐增加餐次和每餐的量。小心地注意任何过敏信号。

工业化制备的瓶装婴儿果汁如苹果汁、梨汁或其他强化果汁，可以单独提供，或与婴儿谷物混合，或与其他液状食品混合。一定要选择婴儿专用的品牌果汁，成人饮用的工业生产的果汁都可能添加了食用色素、香精、糖等不适合婴儿食用的东西。果汁的量可从每天约50~60毫升开始，并逐渐增加到每天100毫升左右。果汁不应被加热，而且应该倒在杯子中用勺子喂，而不是用奶瓶来喂，这样可预防龋齿。值得提醒的是，有些孩子很喜欢喝果汁，父母看他高兴也就不加限制，这是不对的。

38 如何制作蛋黄食品给宝宝吃？

婴儿出生3~4个月后，体内贮存的铁已基本耗尽，仅喂母乳或牛奶已满足不了婴儿生长发育的需要。因此需要添加一些含铁丰富的食物。鸡蛋黄是比较理想的食品之一，它不仅含铁多，还含有小儿需要的其他各种营养素，比较容易消化，添加起来也十分方便。

一般可采用下面几种方法给孩子添加蛋黄。

⊙ 取熟鸡蛋黄1/4~1/2个，用小勺碾碎，直接加入配好的配方奶中或少量的温水中，反复搅拌，稍凉后喂哺婴儿。

⊙ 取1/4~1/2个生鸡蛋黄加入牛奶和肉汤各一大勺，混合均匀后，用小火蒸至凝固，稍后用小勺喂给婴儿。

给婴儿添加鸡蛋黄要循序渐进，注意观察婴儿食用后的表现，可先试喂1/4个蛋黄，3~4天后，如果孩子消化很好，大便正常，无过敏现象，可加喂到1/2个，再观察一段时间无不适情况，即可增加到1个。

39 怎样制作肝泥、菜泥和鱼肉泥？

肝泥的制法 取新鲜猪肝、羊肝或鸡肝，洗净蒸熟后去肝中的筋膜压成泥状即成。

菜泥的制法 将新鲜的绿叶蔬菜洗净切碎，加水适量，在锅内煮沸10~15分钟，熟后用小勺搅成泥状，把其中的粗丝状纤维挑出即成。将胡萝卜、地瓜、山芋、土豆等洗净，切成块状，煮熟或蒸熟后，弄成泥状。

鱼泥的制法 将鲜鱼去鳞、腮及内脏后洗净蒸熟，去皮、刺，将鱼肉用小勺弄成泥状即可。

40 怎样制作水煎蛋？

原料 鸡蛋1个，香菜一棵，淀粉少许，香油适量，去油鸡汤或肉汤100克。

做法

⊙ 将鸡蛋打入碗内调匀，香菜洗净切成细碎末，淀粉溶于少量水中。

⊙ 将100克鸡汤（清水亦可）放入锅中以旺火烧开，倒入水淀粉收汁，待再次开锅后将鸡蛋液倒入，并加香油和香菜末，不停地翻炒，使之成熟，其形态很像搅碎的豆腐，质地软嫩，即可出锅。

提示 烹调时应注意将鸡蛋炒熟变黄就立即出锅，若炒制过老水分从鸡蛋中溢出，就不宜婴儿食用了。

婴儿营养热点话题剖析

41 为什么人工喂养不及母乳喂养？

采取代乳品喂养宝宝的方法称为人工喂养。代乳品有牛奶、羊奶或配方奶粉等。人工喂养不及母乳喂养好，是因为代乳品不仅营养不及母乳，而且花费多，还容易因污染造成宝宝腹泻。

一般来说，代乳品提供的营养不能完全满足宝宝需要，吸收和利用也不好。某些物质如酪蛋白、饱和脂肪酸、无机盐，因含量比母乳高，反而加重宝宝代谢和排泄负担，容易引起营养不良和消化紊乱。代乳品中没有母乳中的活性生物成分以及增强抗病能力的免疫物质，因而人工喂养的宝宝比母乳喂养儿更容易患病。

母乳喂养的肌肤接触和情感交流有利于婴儿的智力发育，这是人工喂养所缺乏的。代乳品中，以牛乳选择最多。牛乳与母乳相比，有以下缺点：

⊙ 牛乳中的蛋白质以酪蛋白为主，没有母乳中的乳清蛋白更适合婴儿消化；牛乳中的脂肪球较大，不容易消化，可引起脂肪性消化不良。

⊙ 牛乳中有益于婴儿大脑发育的营养成分较母乳少。

⊙ 牛乳喂养的宝宝过敏反应几率明显高于母乳。

⊙ 牛乳中维生素如A、B、D、E及微量元素含量均比母乳低。

⊙ 牛乳中缺少母乳中所含的某些免疫成分。

羊乳的缺点与牛乳大致相同。羊乳中叶酸、维生素B_{12}含量更低，易发生巨幼红细胞性贫血。故羊乳喂养的宝宝应及时添加叶酸和维生素B_{12}。

42 怎样预防宝宝吐奶和溢奶？

宝宝吃奶后出现吐奶，这是我们经常碰到的。常见的吐奶原因很多，主要分为生理性和病理性两种，一般都是生理性因素引起的吐奶。

生理性因素 宝宝吐奶，或称“溢奶”，主要与新生宝宝的胃呈水平位有关。新生儿胃和食管连接处的“阀门”还没有发育好，较松弛，胃容量小又呈水平位，这点与成年人不同。而且，婴儿胃和十二指肠连接处的幽门括约肌较发达，易痉挛，形成了胃的出口紧而入口松，所以新生儿容易吐奶。

宝宝吐奶有许多诱发因素，如喂养不当，喂奶前宝宝哭闹。用奶瓶喂养时，乳汁未充盈奶头或让宝宝吸空奶瓶均可造成大量空气吞入，使胃过度膨胀容易引起吐奶。在喂奶后把宝宝立即放回卧位、给宝宝换尿布、宝宝哭吵、多动等造成宝宝体位变动时均容易发生吐奶。

吐奶常发生在哺乳后不久，但也有喂奶后一小时还有吐奶者，这时吐出的奶常为乳凝块。每次吐奶量不多，一般只吐一两口，多属生理现象，随着宝宝长大，这种吐奶现象会逐渐好转，到了3个月时明显减轻，大约到出生后6个月时便自然消失。一般不必用止吐药特殊治疗。

生理性因素所导致的吐奶比较容易预防。预防措施方法包括：

⊙ 喂奶时将宝宝抱起，一般可采用坐着喂奶，母亲将食指和中指分开，轻轻压住乳房以防止奶水流得太急。如使用奶瓶，奶瓶的奶头孔大小应要合适，以瓶内盛水倒置可连续滴出水滴为宜。

⊙ 喂奶以后将宝宝轻轻抱起，使宝宝头部靠在母亲肩上，轻拍背部约2~3分钟让胃内气体排出，然后轻轻放下。刚睡下时最好采用右侧卧位，头部稍抬高，使胃的贲门朝上，一般30分钟后奶汁进入肠腔，这时就可以让宝宝平卧或者左侧卧了。喂奶后要避免立即洗澡、换尿布。

病理性因素 由于疾病所导致的吐奶的原因有呼吸道感染、肠炎、消化道畸形等。疾病所导致的呕吐一般较剧烈，量多，有时呈喷射状，并且除了呕吐症状外还有其他原发病或伴随的症状，如发热、流涕、精神萎靡、拒食、呻吟、口唇或全身发紫、抽搐等。有这些情况时，应及时去看医生，以免耽误治疗。

43 宝宝不吃辅食怎么办？

宝宝从喝奶转而吃辅食的过程中，不少父母都有宝宝不肯吃辅食的困扰，往往束手无策，那该怎样办呢？宝宝只吃母乳，不吃辅食，多半是添加辅食时没有正确添加，宝宝只习惯母乳，不习惯碗勺的喂养方式。为此我们应耐心从加辅食开始，使之逐渐适应而能接受。

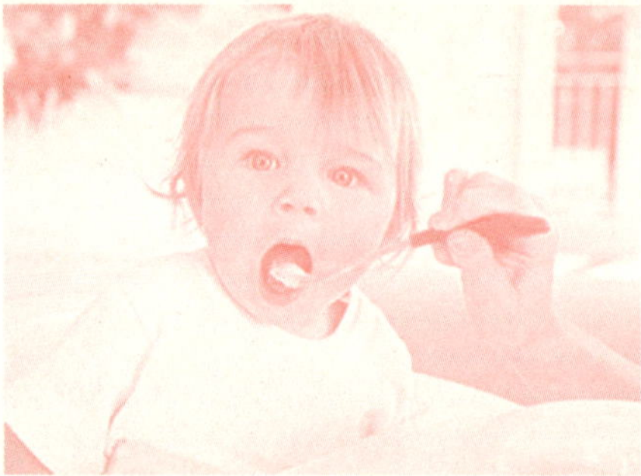
鼓励宝宝多尝试

别强迫宝宝 父母应以正确的方式试用小勺喂食，要有信心，不要紧张，不要性急生气，更不要强迫小儿吃。因为父母的紧张，会影响到小儿，小儿也会紧张。加上小勺比奶头硬，勉强塞入，会碰痛小儿，形成条件反射，小儿对所有送到嘴边的食物都会发生怀疑，拒绝食用，或者含在口中就是不肯下咽，甚至一看到大人拿着杯碗勺就摇头，表示厌恶地用小手推开。此时若硬喂，他就会大哭大闹，影响了这一餐正常的喂食，对小儿的身心发育将产生不良的影响。正确的方法是，先从少量、每天只喂一次开始，而且应在小儿饥饿时进行，让他逐渐适应碗勺喂的方式。

改变烹饪和进食方式 若宝宝不喜欢某种辅食，可以改变烹饪方式，以不同的口味来吸引宝宝。如果孩子喜欢吃甜食，辅食可以从甜食开始，如果爱吃咸味的，可以稍加少量菜汤、肉汤。这样试喂两三天，小儿适应了，就可以喂他一餐的全量，还可以变换辅食的种类花样。父母应有耐心，想方设法培养孩子高兴进食，让他们始终在心情愉快的气氛中用餐，尝试新食物的次数甚至需要10~15次。还可以采取专属的儿童餐具，吸引宝宝的注意力，让宝宝习惯用自己的餐具来进食。

多鼓励宝宝和让宝宝多尝试 若宝宝开始想学着自己进食，父母应多鼓励他，给孩子自己用餐的机会，并作正确的动作示范。父母应该营造一个轻松舒适的环境，并多花一些时间喂食宝宝。只要给小孩不断重复尝试一类新食物，经过10~15次后，小儿就不会拒绝了。

44 宝宝吃辅食不喝奶怎么办?

有的宝宝吃辅食后就不愿喝奶。父母怕宝宝缺蛋白质，很着急总想多喂些奶，往往越急越喂不进去。那该怎么办呢?

其实父母不用着急。如想让宝宝喝些奶，可以在孩子饥饿准备喂辅食时，先喂些奶再喂辅食。也可在早晨或午休后，宝宝刚醒时喂奶。父母还可尝试以牛奶为食材，制作营养丰富、味道可口的牛奶辅食品来吸引宝宝，如水果牛奶、法式土司等。也可在牛乳里放些其他辅食如米粉。

45 为什么要推荐吃工业化生产的婴儿辅助食品?

家庭手工制作辅食除价格上比工业化制作辅食有优势外，其他在营养、安全、种类及储存使用方面都并无明显优势。为使婴儿更好地成长，建议经济能力许可的家庭应首选工业化制作的婴儿辅食，对于经济相对紧张的家庭也应部分选择工业化制作的婴儿辅食，尤其是在婴儿辅食添加初期。

工业化婴儿辅食与家庭手工制作辅食的比较

内容	工业化婴儿辅食※	家庭手工制作辅食
营　养	原料新鲜，往往采用先进的工艺保证最短的制作时间保留最多的营养，并且强化铁、锌、钙，维生素A、维生素D等多种营养素，最后的成品可确定食物中营养素含量，为婴儿提供较全面均衡的营养。	原料新鲜，但淘洗及高温蒸煮、煎炒会损失部分营养素，尤其是水溶性维生素大多被破坏，不同烹饪方法对食物营养成分的保存不同。铁、锌、钙含量极少，最后的成品较难确定食物中营养素含量。
安　全	原料经严格检测，高温杀菌，采用密封铝膜或玻璃真空包装，卫生安全。	有条件及讲究食品卫生的家庭能确保制作过程符合卫生条件，但无法保证原料的安全（农药残留）。制作过程受污染的机会较大。
添加剂	不添加盐分，保护宝宝稚嫩肠胃，让儿童从小养成清淡的饮食习惯。	习惯上为调味会加入盐，酱油等调料。
种类及口味	品种丰富，不受季节、地域的限制，不同月龄有不同的品种，可让宝宝尝到各种口味，满足宝宝向成人饮食过渡的需要，从小养成不挑食、不偏食的习惯。	使用原料（如蔬菜）及种类等易受地域及季节的限制，口味相对单调。
储存及使用	独立包装，随用随开，保存期长。携带方便，用水或奶冲调即食，用量随意、方便，在产品要求期内使用卫生。	每次制作的食物应一次吃完，无法长时间保存。蒸煮时间较长，用量较少，剩余食品需冰箱储存，卫生不能百分百保证。尤其是开始添加辅食阶段，一旦宝宝第一次不吃，家长较少短时间内让小儿重复试吃。
价　格	较稳定，相对家庭手工制作较高。	相对经济，但一次制作量少，易浪费。

※　以符合国家标准生产条件的厂家为例。

46 宝宝不宜常吃、多吃哪些食物？

宝宝的组织和器官都没有发育完善，许多食物含有一些有害的成分，可能会危害宝宝的健康，影响生长发育，因此大人在为孩子选择食物的时候要慎重。以下几种食物，宝宝不宜多吃，否则，有害无益。

食盐　如果进食过多，成年后就容易发生高血压、冠心病、胃癌等疾病。

浓茶　含有大量鞣酸，鞣酸在人体内遇铁便生成鞣酸铁，难以被人体吸收，容易使人体缺铁。宝宝缺铁不仅会发生贫血，而且还会影响智力发育。

果冻　不是用水果汁加糖制成的，而是用增稠剂、香精、酸味剂、着色剂、甜味剂配制而成的。这些物质对人体没有什么营养价值，却有一定毒性，吃多或常吃会影响宝宝的生长发育和智力健康。

咸鱼　含有大量的亚硝酸盐，这种物质进入人体后，会转化为致癌性很强的二甲基亚硝胺。宝宝常吃咸鱼，成年后患癌症的危险性比一般人高。

补品　如人参糖果、人参麦乳精、人参奶粉、人参饼干以及人参蜂王浆等。人参有促进性激素分泌的作用，宝宝食用人参会导致性早熟，严重影响身体的正常发育。

凉茶　婴儿的胃肠道黏膜极其娇嫩。有研究显示，婴儿时期饮凉茶对其体格发育产生负面的影响。专家告诫，婴儿期不宜饮凉茶。

方便面　含有对人体不利的食用色素和防腐剂等，常吃或多吃容易造成宝宝营养失调，影响生长发育和身体健康。

可乐饮料　含有一定量的咖啡因。咖啡因对中枢神经系统有兴奋的作用，对人体有潜在的危害。由于宝宝各组织器官尚未发育完善，抵抗力和解毒功能弱，危害会更大一些，所以不要多喝。

47 为宝宝选择食物常存在哪些误区？

许多父母的营养知识有限，导致在为宝宝选择食物的时候，存在一些错误做法，主要表现在如下几个方面：

麦乳精代替奶粉　奶粉的主要成分是蛋白质，是宝宝生长发育的必要物质。而麦乳精中蛋白质的含量仅为奶粉的35%，所以食用麦乳精只能增加热量，不能供给足够的营养。

鸡蛋代替主食　宝宝胃肠道消化功能尚未成熟，各种消化酶分泌较少，过多地吃鸡蛋，会增加宝宝的胃肠负担，甚至引起消化不良性腹泻，还可增加体内含氮物质，打乱氮平衡，损害肾脏。因此，6个月内宝宝最好仅喂蛋黄，6个月以上每天不超过1个，1~2岁的宝宝每天或隔天吃1个鸡蛋，2岁以上宝宝可每天吃1~2个鸡蛋，不要超过3个。

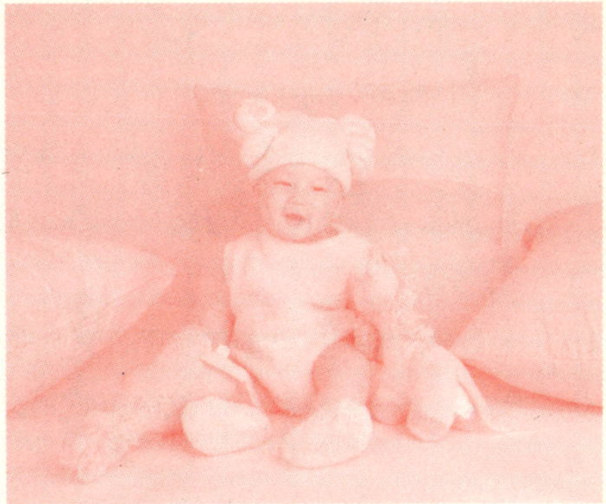
父母应正确地为宝宝选择食物

果汁代替水果 新鲜水果不仅含有丰富的营养成分，而且吃水果还可锻炼咀嚼肌及牙齿的功能，刺激唾液分泌，促进孩子的食欲。而各类果汁都是经加工制成的，不但会损失一些营养素，而且还要添加如食用香精、色素等添加剂，宝宝长期过多地饮用会给健康带来危害。此外，果汁中加的糖分使其甜度过浓，会影响宝宝的正常食欲，严重者导致厌食。

葡萄糖代替白糖 可使宝宝胃肠功能缺乏锻炼，双糖酶等失去作用，影响日后正常进餐。因为葡萄糖属于单糖，不必经过消化而直接为人所利用，使胃肠“懒惰”起来，时间长了就会造成消化酶分泌功能低下，导致消化功能减退，影响宝宝的生长发育。因此给宝宝一定的白糖，可锻炼消化功能，为以后进餐打下基础。

饮料代替白开水 饮料含营养素并不多，且因添加或本身就含有某些特殊物质，可对健康构成威胁，故饮料宜少喝，渴了以饮用白开水为主。

软食代替主食 宝宝出生后4个月，颌骨与牙龈已发育到一定程度，足以咀嚼半固体或固体食物。乳牙萌出后咀嚼能力进一步增强，此时相应增加食物硬度，让其多咀嚼，有利于牙齿、颌骨的正常发育，高度的咀嚼功能是预防错牙和畸形牙最自然有效的方法之一。

谷类代替奶类 奶类是婴儿的主食，奶类是婴儿营养最主要的来源。足够的奶或奶制品才能满足婴儿对优质蛋白质、维生素A、维生素B_2、钙等营养素的需要。10个月前的婴儿应以奶及奶制品为主，10个月之后，逐渐以谷类为主，搭配奶类、肉类、黄鱼、蔬菜等，但1岁之后的幼儿还应保证每天饮用350ml奶。

48 怎样做到喂养卫生？

宝宝正处于生长发育时期，对各种营养素需求大，而胃肠道功能尚不健全，对食物的耐受性差，加之免疫功能又不成熟，对外界的有害识别能力弱，容易发生因进食不卫生而生病。为此，日常生活中要做好注意饮食卫生，防止病从口入：

⊙ 宝宝的餐具如小碗，小勺，小杯等要独自使用，奶具和餐具用前一定要用开水烫，并每天煮沸消毒，有条件的最好每次消毒，尤其在夏天。用后要洗净并在放在碗柜内或用纱罩盖好，防止蝇虫叮咬。

⊙ 宝宝的食物需保持新鲜，防止污染变质。夏秋季的饭菜更应注意卫生，应尽量每日制作新鲜食物，当日剩菜剩饭，隔餐再吃时必须煮透，以防细菌污染或发生食物中毒。尽量不吃隔夜剩菜饭。

⊙ 给宝宝喂辅食时，不要为了试试温度先用小勺在大人嘴里吮一下再喂宝宝，因为成人口腔里有一些细菌，小婴儿抵抗力弱，吃进去易得感染性疾病。

⊙ 大人感冒时要戴口罩喂哺。有肠道感染时，必须反复用肥皂洗净双手再接触孩子，最好换人喂饭。

49 如何培养孩子自己吃东西？

让孩子自己吃东西，是宝宝需要学会的本领，可根据不同月龄采取不同的方法逐步培养。

⊙ 3、4个月的小儿用奶瓶吃奶时，将他的手放在奶瓶上，让他学扶奶瓶，5个月左右学会自己抱住奶瓶吃奶。

⊙ 4~6个月小儿开始吃米糊时，可用小勺喂，练习从小勺中吃食物。哺喂时应抱起来，让小儿看看小勺，要耐心一点点地喂，咽下第一勺，再喂第二勺，喂食时要逗引小儿张嘴，学会用嘴唇抿进食物，培养小儿正确地吃辅食品。

⊙ 7、8个月的小儿可以练习进食。让7个月小儿练习用手自己拿饼干和馒头吃，吃前要洗手。

⊙ 培养10个月小儿练习从杯中喝水。成人拿着杯子，杯子盛水不要太满，鼓励小儿从杯中学习喝水，

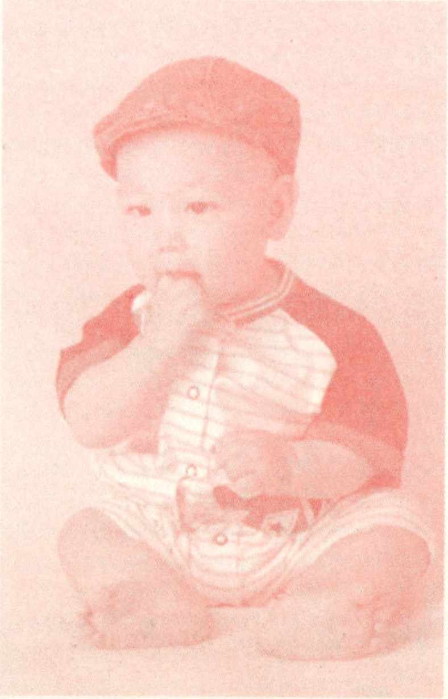

让孩子自己吃东西，可提高宝宝的动手能力

逐渐代替用奶瓶喝水。

⊙ 12个月左右的小儿练习自己拿勺吃食物，可以让儿童自己拿一个勺，吃的同时，大人再拿另一个勺喂孩子。

50 哪些宝宝需要额外补充营养?

宝宝是否需要补充营养，不能自认为是，而应该有依有据。大致而言，下面这些宝宝需要强化和补充营养:

⊙ 先天不足，早产、足月低体重。

⊙ 乳母营养不良，母乳不足或母乳质量差。

⊙ 辅食单一、辅食添加太早或辅食添加太迟。

⊙ 生长发育过快。

⊙ 呼吸道或消化道反复感染。

⊙ 疾病恢复期。

⊙ 挑食、偏食，生长发育不良。

怎么补充营养呢？很多家长认为就一定要吃营养片、吃保健品。其实不然。对宝宝而言，食物是最佳的营养补充物，大多数营养都可以通过天然食物得到补充。即使需要补充营养制剂，也需要经过医生诊断后给出具体意见，而不可自己随意购买，因为有些维生素过量服用，会造成宝宝中毒，如维生素A、维生素D。营养补充还需要讲究平衡，单一营养素补充会影响营养素平衡。补充营养制剂，还要求注意营养素之间的相互影响，如贫血时补充小剂量铁剂，同时补充维生素A、维生素B_2、维生素C，这些营养素可以增强铁的吸收、参与血红蛋白的合成。此外，矿物质应在两餐之间补充较佳，这样可以减少食物中纤维对矿物质吸收的影响，也可以减少矿物质对胃部的刺激。

51 为什么要补充鱼肝油?

很多人认为婴儿缺钙就得补钙，或补钙预防婴儿缺钙。其实，造成宝宝缺钙的原因大多是维生素D缺乏。当维生素D缺乏时，食物中的钙磷不能被充分地吸收和利用，新生骨及软骨中钙盐沉积不足而表现出精神和骨骼改变症状，表现为夜惊、多汗、枕秃以及颅骨软化，严重会导致2~3岁后宝宝出现腿形改变，呈X形腿或O形腿，即我们常说的佝偻病。缺乏维生素D还会使宝宝的免疫功能低下，容易感染，重者会影响宝宝的脑发育，造成表情淡漠，语言发育迟缓。

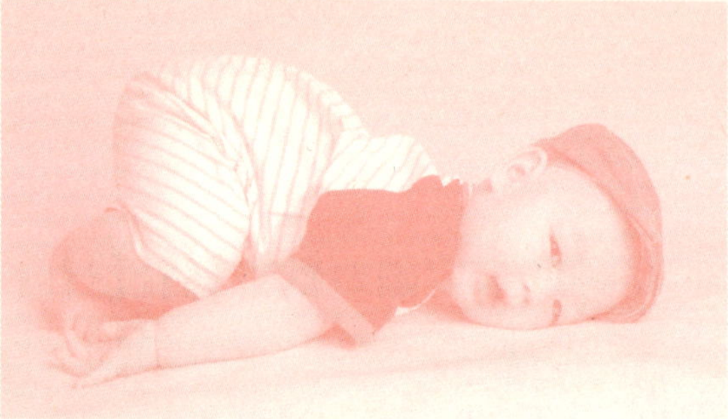
宝宝出生半个月后就应在医生指导下补充鱼肝油

维生素D是1岁内宝宝营养缺乏最常见的维生素，因此要积极地补充。食物中维生素D的含量普遍较少，蛋黄和动物肝中含有一定的维生素D，但由于蛋黄和动物肝的摄入有限，对维生素D的补充作用不太大。皮肤经太阳紫外线照射后，可使皮肤生成维生素D，这是宝宝补充维生素D最天然、最好的方法。因此宝宝在半个月后要逐渐增加户外活动量，1~2个月后每天应有2个小时左右的户外活动，冬季可在家里开窗晒太阳。

在医生的指导下，直接通过补充浓鱼肝油滴剂或婴儿用的鱼肝油丸，也是较好的预防维生素D缺乏的方法。鱼肝油富含维生素D，因而为了很好地预防宝宝缺钙，从宝宝出生半个月后，就可以为宝宝补充鱼肝油，并长期补充，一直补充到2岁或牙齿全部出齐，或根据季节、日晒时间长短、宝宝户外活动时间长短调整用量。

鱼肝油中不仅富含维生素D，而且富含维生素A。宝宝容易缺乏维生素A。缺乏维生素A使皮肤、角膜干燥，使宝宝容易患呼吸道疾病，严重地会导致夜盲症。补充维生素A可增强宝宝的抵抗力，减少感冒等冬季多发病、常见病。

值得提醒的是，维生素A和维生素D都是脂溶性维生素，可在体内蓄积，如果长期过量补充，可能会产生蓄积中毒，应特别注意，如需要补充，应严格依照说明补充或遵医嘱。

52 婴儿如何科学地补钙?

母乳或配方奶粉喂养儿不缺钙，一般无需另外补钙。6个月内的婴儿主食是母乳和乳制品，人乳中含钙35mg/100ml，一般乳母每天能分泌800ml母乳，所以能满足婴儿一天300mg钙的需要。配方奶粉钙含量更高，达到70mg/100ml，所以配方奶粉的喂养儿也无需补钙。6个月之后除了乳制品外，还有添加其他辅食，一般也能满足婴儿一天400mg钙的需要。也就是说，正常母乳喂养和配方奶粉喂养的婴儿无需补钙。过多的钙补充会增加婴儿肾溶质的负荷，损伤婴儿未成熟的肾脏。但是，有一个特例，早产儿因生长迅速与喂养之间的矛盾，即使母乳喂养也可能发生钙的缺乏，这时可以补钙。另外，生长发育快的婴儿，可以在医生的建议下酌情补钙。

需要提醒的是，缺钙初期的症状并不明显。出汗多，后枕部头发稀少，睡眠不安等症状，也并不一定是缺钙，可能是婴儿在生长过程中自主神经调节系统尚未等所造成，应加以鉴别。目前判断婴儿是否缺钙，主要靠临床经验结合婴儿饮食情况进行综合判断。

53 为什么婴儿容易发生缺铁性贫血？

铁缺乏在6~24月龄婴幼儿中发病率高，尤其是1岁前后更容易发生。新生儿体内有300mg左右的铁储备供婴儿利用，但是到了4个月，婴儿体内的铁储备基本耗竭，所以我国营养学会推荐宝宝从食物中补充铁，在4个月之前为每天0.3mg，而6个月后应增加到每天10mg。

为什么到4个月，婴儿体内储存的铁会用尽呢？这是因为母乳和牛奶中的铁都很少。母乳1~3个月时的铁含量为0.6~0.8mg/L，4~6个月时约为0.5~0.7mg/L，牛奶中的铁含量更低，约为0.45mg/L，而且吸收率远远低于母乳。母乳和牛奶中的铁都不足以满足婴儿生长的需要，所以造成我国2岁内的婴幼儿缺铁性贫血患病率高达31.1%（2002年全国营养调查数据）。这就要求婴儿在4~6个月后应及时补充铁。

如何补充呢？当然以食物为主。婴儿在4个月龄之后需常规从食物中补充铁，特别是母乳喂养儿，铁的补充包括配方奶粉、铁强化米饭、肝泥及蛋黄等。较大婴儿应经常吃水果，有助于补充维生素C以帮助铁的吸收。

54 宝宝体重不足或超重怎么办？

体重的变化，是反映宝宝喂养好坏的直接指标。宝宝的体重状况可以与同年龄、同身高的体重标准相比较而得到反映。每个宝宝的生长发育存在一定的个体差异，同年龄小儿在体重上也会有一定的差别。但是，对那些高于或低于标准体重10%以上的小儿，以及突然发生体重增加特别多或降低特别多的宝宝应积极地寻找原因，并及时纠正。

体重不足　喂养不当是造成宝宝体重不足的常见原因，常见有如下几种情况：①母乳不足，未及时添加其他食物；②人工喂养量不够或奶粉稀释过度；③缺乏母乳而无合适的代乳品，单以米糊、米粥等喂养；④单纯母乳喂养时间过长而未及时添加辅食，或添加辅食质量不佳，断乳过晚等均可导致体重不足。此外，发热性疾病，经常呕吐、腹泻、过度哭闹等疾病因素也可造成宝宝体重不足。对体重不足的宝宝应寻找原因，进行合理喂养，或采取防治疾病措施，使宝宝健康成长。

超重　超重或肥胖多由于长期过量喂养引起，多见于人工喂养儿。母乳喂养时可根据宝宝的要求来决定是否需要喂奶或喂多少，而人工喂养时，很难估计宝宝应吃多少，而且大多会让宝宝吃完奶瓶中的奶水，并因担心婴儿吃不饱而过早、过多添加固体食物，养成婴儿进食过多的习惯而造成肥胖。肥胖宝宝在今后不一定一直肥胖，但是，如果仍旧给予持续过度喂养，肥胖就会持续。预防肥胖的措施包括：①按生长发育需要供给食物，不超量喂养；②饮食要有规律，少吃零食，不可用食物来逗哄孩子；③给宝宝多吃蔬菜、水果，少吃多油食物和糖；④多带宝宝参加户外活动。

第四篇　幼儿篇

(1~3岁幼儿的营养)

幼儿生长发育的特点和规律

① 幼儿体格的生长发育有哪些规律？

1周岁到满3周岁之前为幼儿期。幼儿生长发育虽不及婴儿迅速，但亦非常旺盛。是儿童生长发育的重要阶段，大脑皮质的功能进一步完善，语言表达能力也逐渐丰富，模仿性增强，智能发育快，要求增多，能独立行走、活动，见识范围迅速扩大，接触事物增多，但仍缺乏自我识别能力。

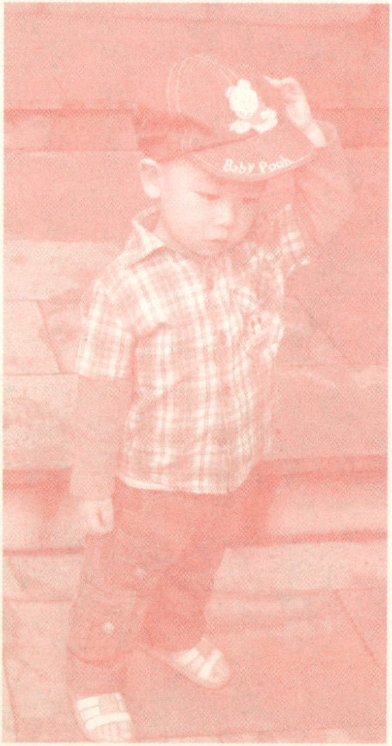

幼儿的发展有及自身规律

体重　1岁后增长速度减慢，全年增加2.5~3.0kg，至2岁时体重约为12kg。2岁后的体重增长更慢，每年增长2.0kg左右，增长的速度趋于平稳，直至青春期才开始再次加快。

身长　幼儿期身体增长的速度减慢，1~2岁全年增加约10cm，2~3岁平均增加约5~7cm，在整个幼儿期共增长15~17cm。

头围、胸围、上臂围　头围的大小与脑的发育有关，1岁时儿童的头围增至46cm，而第二年只增长2cm，第三年与第四年共增加1.5cm，5岁时达50cm。出生时胸围比头围小1~2cm，1岁时与头围基本相等，2岁以后胸围超过头围。上臂围在出生后第1年内由11cm增至16cm，随后维持到5岁左右。上臂围可用以反映皮下脂肪厚度和营养状况，可早期发现营养不良。

② 幼儿脑的发育有哪些特点?

大脑的发育分三个主要阶段：①细胞增殖为主期：此时，脑组织内DNA的合成速度远高于蛋白质和RNA的合成速度，脑细胞的数量迅速增加，但大小无明显改变。②细胞增殖和增大并行发展期：此时，细胞内DNA合成速度减慢，而蛋白质合成继续进行，大脑神经细胞数目增幅放缓，细胞体积开始增大。③细胞体积增大为主时期：此期DNA和RNA合成停止，细胞体积因蛋白质的合成而不断增大。幼儿大脑发育处于上述三阶段中的第二期末和第三期。

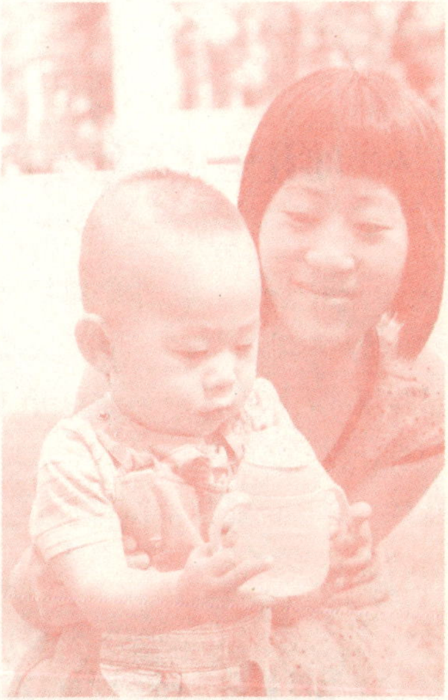
幼儿的行为有高度模仿性

进入幼儿期后，大脑发育速度已显著减慢，但并未结束。出生时连接大脑内部与躯体各部分的神经传导纤维还为数很少，婴儿期迅速增加，在幼儿期，神经细胞间的联系也逐渐复杂起来。而在神经纤维外层起绝缘作用的髓鞘，则在出生后4年才完全发育成熟。由于神经髓鞘形成不全，外界的刺激信号因无髓鞘的隔离，被传至大脑多处，难以在大脑特定的区域形成兴奋灶，同时信号传导在无髓鞘隔离的神经纤维也较慢，因此小儿对外来刺激反应慢且易于泛化。从脑功能发育而言，1岁半至3岁成为学说话的关键时期。

③ 幼儿的心理和性格发育有哪些特点?

心理活动积极能动性的发展是儿童个性形成的重要标志。在心理活动中，意识与自我意识也是个性发展的重要表现，1~1.5岁幼儿在其意识中占优势地位的是知觉。这时期儿童的记忆主要是在再认识形式上，即由当前知觉引起的记忆痕迹的复活，思维尚处于极其幼稚的阶段。2岁以后，记忆逐渐在意识中代替知觉而占优势。这时，儿童的自我意识逐渐发展，意识到自己以及自己同周围环境的关系，并且对这些关系有了自己相对稳定的看法。

在幼儿期，小儿心理上处于自主与依赖相互矛盾的时期。此期，小儿通过运动的发育，扩大了对周围环境的探索，能听懂一些语言，开始控制大小便，故有一定程度的自主感。但同时又需要维持对别人的依赖。故此期的特点是违拗性行为与依赖性行为的交替出现。父母必须善加诱导，对其合理的自主行为予以支持和鼓励，不合理的则应及时制止，不能放纵。

幼儿期儿童个性特点已有明显的分化。神经系统生理成熟相同的小儿，因在不同的社会、家庭和不同的文化经济背景下，其心理发展和性格类型也可完全不同。同时不同的小儿性格也表现出明显的个体差异。此时，小儿的行为具有高度的模仿性，父母及周围人群的言行都能直接影响小儿性格的发展，父母特别应注意以身作则，言传身教，让小儿在潜移默化中养成良好的生活习惯。

4 幼儿消化系统发育有哪些特点？

小儿在1岁左右萌出上下左右第一乳磨牙，1.5岁时出尖牙，2岁时出第二乳磨牙，2~2.5岁时出齐全部20颗乳牙。到2岁半时乳牙仍未出齐可能与某些疾病（如克汀病、佝偻病、营养不良等）有关，需要关注。1岁后小儿胰蛋白酶、糜蛋白酶、羧肽酶和脂酶的活性接近成人水平。1.5岁时胃蛋白酶的分泌已达到成人水平。由于幼儿的牙齿还处于生长过程，故咀嚼功能尚未发育完善，儿童的咀嚼效率随年龄增长而逐渐增强，6岁时达到成人的40%，10岁时才能达到成人的75%。因此，幼儿的膳食需要特别制作，不可过早进食成人膳食。

5 为什么营养是脑发育的基础？

大量的调查和实验均证实，营养的好坏，直接影响儿童脑细胞的发育，尤其是在大脑发育形成的早期。

在大脑发育的各个阶段，出现营养不良(能量和蛋白质缺乏)，都会对大脑发育产生不良影响，其影响的程度，取决于发生阶段的不同。营养不良发生在胎儿期，主要影响大脑细胞数目的发育，使婴儿期脑细胞数量比正常人少20%左右，导致大脑发育不全。

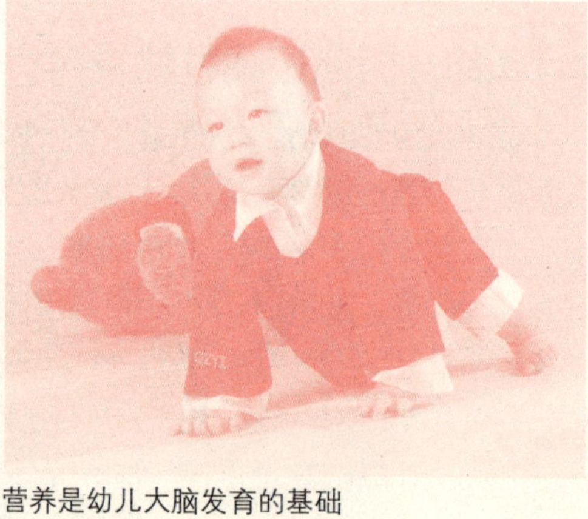
营养是幼儿大脑发育的基础

如果营养不良发生在生后第一年，脑细胞数量减少18%左右。如胎儿期和出生后一年均营养不良，脑细胞数量将减少40%左右，表现为脑重量和大小均不如正常儿童。早期营养不良造成的这种损害是不可逆的，脑细胞发育过了细胞增殖期以后，无论怎样补充营养，大脑细胞的数目也不会再有增长。如果营养不良发生在2岁以后，它主要影响脑细胞体积的增大和突触的增加，使大脑皮层的沟回萎缩、变平，而不会影响脑细胞数目的变化。这种影响是可逆的，通过补充营养，改善膳食，可以使缩小的脑细胞体积再恢复正常。由此可见早期营养与脑发育密切相关，同此应当特别提倡母乳喂养和科学的辅食添加。

幼儿的营养需要

6 怎样才能满足幼儿蛋白质的需要？

虽然幼儿每天所需蛋白质总量低于成人，可每公斤体重需要的蛋白质较成人高，而且质量要求也比成人高。蛋白质所供能量应占总膳食能量的12%~15%。我国居民蛋白质推荐摄入量标准（DRIs）规定1岁幼儿为35g/d，2岁幼儿为40g/d，3岁幼儿为45g/d。

动物性蛋白的必需氨基酸含量和比值较接近人类，营养价值较植物性蛋白为高，属于完全蛋白，也称为优质蛋白质，包括鱼、禽、蛋、奶和畜肉类。植物性食物中豆类蛋白质含较多的赖氨酸，营养价值相对较高，也被称为完全蛋白。

其他粮谷、薯类等植物性食物的蛋白质往往有一种或两种必需氨基酸缺乏，导致其他氨基酸利用受限，蛋白质营养价值相对较低，为不完全蛋白质。但以植物性食物作为主食，摄入量大，所含的蛋白质也较多，还含有较多的矿物质、维生素、膳食纤维等，有利于预防一些慢性病；如与动物蛋白混合食用，通过蛋白质的互补作用可提高其生物学价值。如将大豆制品和米面同时食用，大豆可以弥补米面蛋白质中赖氨酸的不足，米面可以弥补大豆中蛋氨酸不足，从而提高了食物的吸收率和利用率。

因此，要满足幼儿蛋白质的需要，在保证幼儿谷类等主食的前提下，必须保证每天进食350ml奶类，一两肉类、一两鱼肉，或用50g豆腐丝、豆腐干、30g油豆腐、150g水豆腐来代替一两肉类或一两鱼肉。

7 如何判别和预防幼儿营养素缺乏？

人体营养素摄入不足到出现明显的与该营养素有关的疾病，需经历三个阶段，首先表现为组织中储存的该营养素被动用，当组织中储存的营养素已经耗空而仍得不到外界的补充，机体就可出现专业医师可以观察到的功能损害，如血液生化方面的改变。再进一步发展，就会出现明显的与该营养素有关的表现，发生营养缺乏病。

以幼儿缺铁为例，表现为铁减少期、红细胞生成缺铁期、缺铁性贫血期，等到家长发现儿童出现典型的缺铁表现如易烦躁，对周围事物不感兴趣，甚至面色苍白、头晕等时，已进入铁缺乏第三期，可能已造成对幼儿生长发育的损害。

因此，如儿童有挑食偏食习惯，营养摄入不均衡，消瘦、体重下降或过度肥胖等生长异常，或者儿童出现异常的情绪变化、行为反常，应进行儿童保健咨询或营养咨询，有利于早期发现幼儿营养素缺乏。

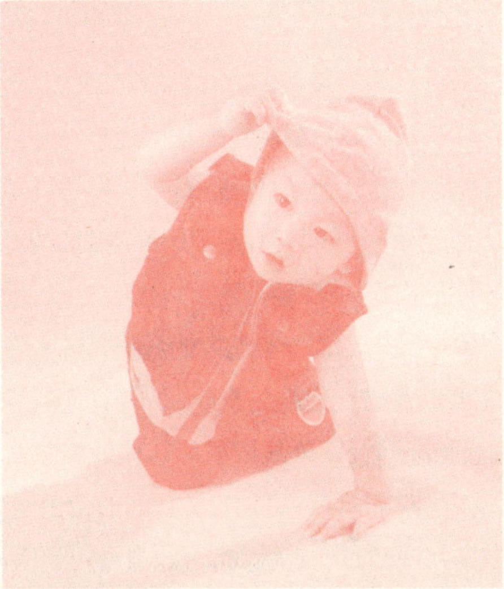

适当的体育锻炼和愉快的心情有助于预防小儿营养缺乏

营养不足的预防比治疗更为重要。预防幼儿营养素缺乏首先要注意的是，宝宝在妈妈肚子里的时候，准妈妈就要注意营养，孕妇在怀孕6个月后应做好定期产前检查，并注意摄取丰富的营养和足够的能量，预防出生低体重儿。

出生后尽可能用母乳喂养。母乳不足的要及时添加配方奶粉等代乳品，按时添加辅食，保证其质量。要培养幼儿良好的膳食习惯，不偏食，不挑食，膳食均衡。

平时，儿童应有充足的睡眠，适当的体育锻炼，愉快的心情。要注意预防疾病，定期去儿童保健部门接受专业儿保医生的指导。

8 如何避免幼儿维生素A缺乏？

维生素A具有参与视觉的形成，维持上皮组织健全，参与免疫调节、促进生长发育等多种生理功能。由于维生素A的来源有限，或者因为儿童膳食的特殊性，使维生素A缺乏成为幼儿常见的营养缺乏性疾病。

维生素A为脂溶性维生素。其活性形式的视黄醇仅存在于动物肝、蛋黄、牛奶中。鱼肝油是市场上最常见的维生素A和D的复合制剂。植物性食物中不含有维生素A，但含有维生素A的前体β－胡萝卜素，主要存在于这类深绿色、黄红色及红色的蔬菜和水果中。胡萝卜素进入体内后，可在小肠壁和肝脏中转化为维生素A，转化率约为1/6~1/24。

为避免幼儿维生素A缺乏，建议每天进食一个鸡蛋、300~400ml全脂牛奶，每周进食一次动物的肝脏（约半两），再加上适量的有色蔬菜和水果，可以满足幼儿对维生素A的需要。当膳食不能达到时，建议在医生指导下，补充适量的鱼肝油或维生素A的制剂。因维生素A可在肝内蓄积，过量时可出现中毒，因此需告知小儿父母，切勿把鱼肝油当补药，盲目给小儿服用。

9 幼儿需要补充维生素D吗？

维生素D是一种脂溶性维生素，在人体内有促进肠道钙的吸收，促进肾小管对钙的重吸收和调整血钙的重要生理功能。维生素D不足时，人体钙的吸收率及利用率均降低。幼儿缺乏维生素D，钙、磷代谢发生异常，骨骼不能正常钙化，变软，容易弯曲、畸形，发生佝偻病。患儿常出现多汗、烦躁、睡眠障碍、手足抽搐等症状。但长期大剂量服用维生素D或对维生素D过敏者可导致中毒，因此，家长应合理补充维生素D。

由于维生素D的食物来源有限，以鱼肝和鱼油含量中最丰富，一般动物的肝脏、禽蛋中含量其次，而奶类含维生素D较少，所以基本上不能依赖食物补充维生素D。但与其他的维生素不同，维生素D可以自身合成，皮肤中的7–脱氢胆固醇经紫外线照射可转化成维生素D_3，一般而言，暴露面部和前手臂进行每天户外活动2小时即可维持血中25–(OH)D_3在正常范围内，可预防维生素D缺乏病的发生。因此，要鼓励儿童多到户外活动。晒太阳时应该尽量暴露皮肤，不要隔着玻璃，避免穿很厚的衣服，这样太阳光中的紫外线才能穿透衣服，到达皮肤，促进维生素D形成。不要让太阳直射孩子的眼睛，也不宜让孩子在较强烈的阳光下暴晒，以免阳光灼伤小儿的皮肤。对那些不便于户外晒太阳或冬季北方的婴幼儿，每日可口服补充维生素D 400~800国际单位。2岁以后小儿生长发育减慢，保证每天2小时户外活动，膳食多样化，一般已不需补充维生素D制剂。

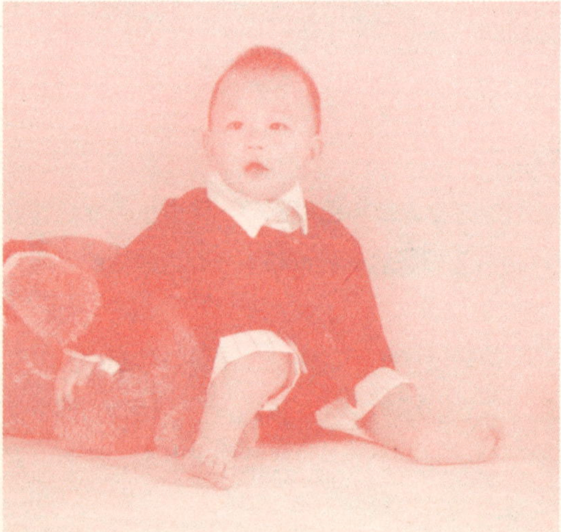
要鼓励幼儿多到户外活动

⑩ 什么是脑黄金？

这里所谓的“脑黄金”，是不饱和脂肪酸二十二碳六烯酸的时髦用语，它的英文缩写是DHA。最早揭示DHA这一奥秘的是英国脑营养研究所克罗夫特教授和日本著名营养学家奥由占美教授。他们的研究结果表明：DHA是大脑发育和成长的重要物质之一。自DHA胶囊、DHA奶粉及其他DHA保健品投入市场以来，已逐步被中、高收入的消费群所认识和接受，并形象地称之为“脑黄金”。

人的大脑有140多亿个神经细胞，其主要成分是磷脂。而DHA大量存在于人脑细胞膜磷脂中，人脑细胞膜磷脂中10%以上是DHA，对脑细胞的分裂、增殖、神经传导、突触的生长和发育起着极为重要的作用，是人类大脑形成和智力发育的物质基础。它对视觉、大脑活动、脂肪代谢、胎儿生长及免疫功能和避免老年性痴呆都有极大影响，缺乏时可引发一系列症状，包括生长发育迟缓、皮肤异常鳞屑、不育、智力障碍等。

⑪ 如何通过食物补充脑黄金？

由于婴幼儿自身难以合成足够的DHA补充大脑，WHO等组织建议婴幼儿应摄入一定量的DHA，DHA含量较为丰富的食物有：

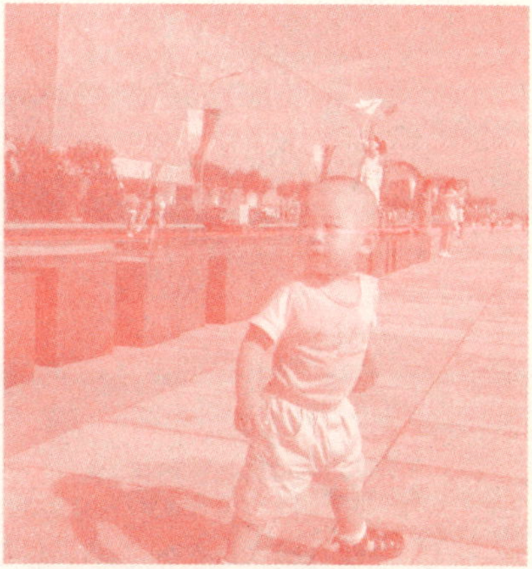
“脑黄金”其实就是有助于大脑发育的DHA

⊙ 海洋单细胞藻类富含DHA，是目前DHA最好的来源。

⊙ 以海洋单细胞藻类作为食物的深海鱼类脂肪含有EPA、DHA。目前市场上很多的“脑黄金”类产品大都以深海鱼类的脂肪作为DHA、EPA的来源。在海洋鱼类中，沙丁鱼含EPA最高，金枪鱼、鳒鱼中DHA含量最高。由于高量EPA可能对儿童的生长发育产生不利的影响，含EPA高的鱼油不太适合于婴幼儿。此外，内陆淡水鱼中DHA含量虽然较海鱼低，但也是DHA的一个良好来源，特别是鱼头部位。

⊙ 蛋黄含有丰富的磷脂，其中也含有一定量的DHA。

⊙ 人体所需的DHA、EPA除了从上述食物获得外，还可以通过摄入含α-亚麻酸的植物油，如菜子油、大豆油以及核桃仁中获得。因α-亚麻酸能在体内转化成DHA、EPA，因此，对不吃或者吃不到深海鱼类产品的人来说，注意适当增加上述植物油可以补充一定的DHA、EPA。

⊙ 添加DHA的各种配方奶粉也是DHA的来源。

幼儿的膳食

⑫ 幼儿营养和膳食有哪些特点？

1岁到3岁是幼儿从婴儿食品过渡到成人食品的阶段，也是儿童大脑发育迅速、培养良好膳食习惯的关键时期。这一时期营养的重点是合理安排膳食，保证幼儿获得充足的营养，培养良好的膳食习惯。

幼儿应该是食物种类和数量逐渐增多，从婴儿期以奶类为主的膳食，过渡到以谷类为主，另加蛋、肉、鱼、菜等食物混合而成的、类似于成人的膳食。但这种类似膳食不能等同于成人膳食，不宜过早地让幼儿加入到成人的膳食结构中来。

因为幼儿的生长发育迅速，需要摄取多种营养物质，但是他们的胃肠还不够成熟，消化力不强，故应增加餐次，供给富有营养的食物，食物的烹调和加工，要做到软、烂、碎和易消化，尽量做到食品色、香、味、形俱佳。每日供给奶或相应的奶制品不应少于350毫升，同时应注意供给蛋和蛋制品、半肥瘦的禽畜肉、肝类、加工好的豆类以及切细的蔬菜类。有条件的地方，每周给孩子吃一些动物血和海产品类食物。要引导和教育孩子自己进食。每日4~5餐，进餐应有规律，进食时应让孩子集中注意力。

⑬ 如何做到幼儿的膳食平衡？

要保证小儿的膳食平衡，应注意以下几点：

餐次和进餐时间安排合理　1~3岁幼儿每日应安排三餐两点，进餐时间应安排得比较均匀，白天各餐、点之间的间隔不要小于3小时，不要大于4小时。

食物种类齐全，膳食搭配合理　每日膳食中最好包括五大类食物：粮谷类或薯类；奶类及乳制品类；鱼、肉、蛋、禽等动物性食品及豆制品；蔬菜和水果类；油、糖、盐及其他调味品。所食的各类食物之间也要有一定的比例。在膳食安排上应做到四个搭配，即粗粮与细粮

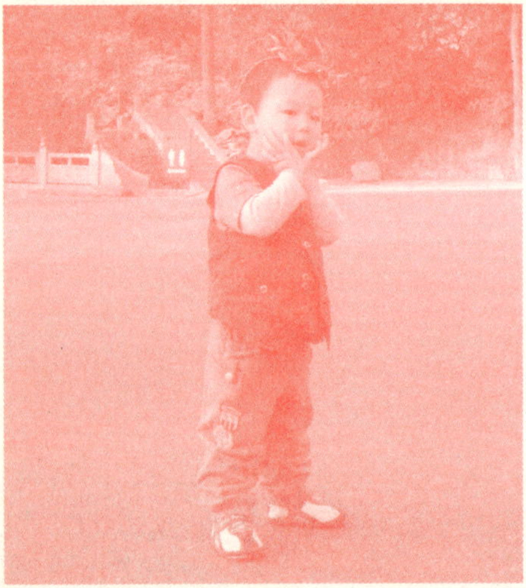

幼儿膳食需要平衡

搭配（每周既吃粗粮也吃细粮）；荤素搭配（每天即吃荤菜也吃素菜）；甜咸搭配（每天既吃咸的食物也吃甜的食物，但进食盐和糖的量都不要多）；干稀搭配（每顿正餐既吃米饭、馒头等干食，也吃汤、粥、奶、豆浆等稀食）。

营养素数量足够、适当 遵循“吃什么和什么时候吃，由父母决定；吃多少由幼儿决定”的原则。

质量优良、比例适当 膳食中应包括一定数量营养价值高的食物，且各种比例要适当，即三类产热营养素提供的能量的比例要适当；各餐能量分配的比例要适当；优质蛋白质占膳食蛋白质总量的30%~50%；绿橙色蔬菜应占蔬菜食用总量的2/3以上。

14 幼儿的膳食如何安排?

在制订食谱时，首先应考虑儿童的身心发育特点，了解不同年龄阶段儿童的消化系统的发育状况及对食物所能消化吸收的程度；了解儿童生长发育的快慢，对营养的需要量，以及各年龄儿童的进食心理，对各种食物的喜好、厌恶，有针对性地选择适合儿童年龄特点和生理需要的食物。

幼儿每日食物要包含上面提及的五大类，在食物搭配上（以食物重量计），应该以粮谷类和蔬菜水果吃最多，奶类及其他动物性食物或豆类吃适量，油、盐、精制糖要吃最少。平均每人每天各类食物的参考量为：粮谷类100~150克，鲜牛奶350毫升或全脂奶粉40~50克，鱼、肉、禽类或豆制品100~130克，蔬菜、水果类150~250克，植物油20克，糖0~20克。此外，不同食物应该轮流使用，使膳食多样化，从而发挥出各类食物在营养成分上的互补作用，达到均衡营养的目的。

为了更好地说明膳食要求，下面举一例说明2岁男孩一天的食谱：

早餐 牛奶200ml，挂面40g，瘦猪肉20g，花生油5g，蔬菜叶20g。

午餐 软饭（50~70g大米），黄瓜丝60g，鸡蛋60g，花生油9g。

午点 花卷55g，苹果40g。

晚餐 软饭（50g大米），蔬菜60g，鱼肉30g，花生油6g，饭后桔子20g。

晚点 牛奶150ml，馒头20g。

15 为何要让幼儿也多吃点粗粮?

糙米的营养成分比精白米多而且全。因精白米在加工过程中营养成分损失了一部分。脂肪的损失率为65%；蛋白质的损失率为16%；维生素B_1和矿物质的损失率更高。一般认为糙米消化吸收率较低，但实际并非如此。

精白米和糙米营养成分的实际消化吸收率相对比，糙米比精白米高。如粗脂肪的吸收率，精白米为91.6%，糙米为74.5%，精白米吸收率看起来高些，但两者的脂肪含量，则精白米仅为0.49%，而糙米高达2.58%。蛋白质精白米为0.68%，糙米为0.85%；碳水化合物精白米为59.5%，糙米为69.4%；钙精白米为0.20%，糙米为0.89%。由此可见各种营养素糙米都比精白米高，健脑作用也比精白米好。另外还要多吃杂粮，各种杂粮各有其长处。小麦含钙高；小米含铁和维生素B_1较高；稻米味道好，各种营养素的比例较平衡。

其他杂粮如玉米、赤豆、绿豆、薏米、糯米的营养成分也各有所长，如能多吃些粗粮，对儿童的大脑发育和健全很有好处，不过提醒大家，整粒的玉米存在不安全因素，而不宜幼儿食用。

16 为什么幼儿膳食中要安排一些鱼类?

首先，鱼类食品中含有丰富的优质蛋白，其蛋白质的含量在20%左右，远远高于畜肉。鱼蛋白含有各种必需氨基酸，氨基酸的构成也较为合理，利于消化吸收，营养价值高。生物学价值仅次于蛋和奶，高于植物性食物和肉类。

其次，鱼中脂肪的含量一般不太高，在1%~10%之间，营养价值高，含有不少不饱和脂肪酸，这种脂肪在室温下为液态，很容易被人体消化吸收，其中含有一种重要的不饱和脂肪酸DHA，对生长中的婴幼儿脑发育有帮助。

此外，鱼中维生素和矿物质的含量也很可观。鱼肝油中含有大量的维生素D，鱼中还含有尼克酸、维生素B_2和维生素E及较多的钙和磷。鱼类食品中的铁吸收率不及肉类和肝类，但远远高于蛋类和植物性食品。

儿童如能经常吃些鱼，即可从中摄取多种营养物质，对身体健康大有益处。

⑰ 为何幼儿还不能“断奶”？

牛奶、羊奶及其制品是一类营养丰富的理想食品，除不含纤维素外，它几乎含有人体生长和保持健康的全部营养素。其蛋白质的生理效价仅次于蛋类，是一种优质蛋白。奶类食品中各种维生素含量极为丰富，尤其是维生素B_2和维生素A，是我国膳食中最易缺乏的。作为幼儿膳食的重要组成，奶类有重要意义。这些维生素不仅可以补充我国膳食结构以植物性为主而导致的维生素缺乏，而且可以促进钙、磷、铁等矿物质的吸收。奶类食品含有人体所需的矿物质，其中最主要的有钙、钠、钾、镁等。如牛奶中钙的含量极为丰富，每100g牛奶含钙约100~130mg，不仅高于许多食品，且容易吸收，是人体钙极好的来源。如膳食中不包含奶类食品，钙的摄入量将难以满足幼儿生长发育的需要。因此，为促进儿童健康，小儿应每天吃一定量的奶制品。

⑱ 如何为幼儿安排和选购奶或奶制品？

2岁前的幼儿以配方奶粉为最佳选择，有条件的家庭，2~6岁儿童也以相应年龄的配方奶粉为优，因为幼儿配方奶粉是以牛奶为主要原料，根据幼儿的需要及消化能力进行适当的调整，其中又强化了各种营养素，与普通牛奶相比，幼儿配方奶粉营养更为全面，是幼儿最好的选择，尤其是那些膳食习惯不好，多少有些挑食的幼儿。幼儿配方粉能满足幼儿生长发育的营养需要，并易于消化、吸收。幼儿配方奶粉因品牌不同而成分各异，但总体上都符合国家标准，可根据自己经济的承受能力、幼儿喜欢的口感来购买，没有必要受广告或其他人的影响。

2岁以上的幼儿，肾脏已经发育成熟，对蛋白质和矿物质的代谢能力有了明显的提高，也完全可以接受普通牛奶。因此，巴氏杀菌奶（鲜牛奶）、高温灭菌奶或全脂奶粉，都可以选择。

如何选购奶粉？奶粉的真假优劣，可以从声音、色泽、气味、口感和溶解等状况几个方面加以识别。①辨声音：塑料袋装的奶粉，可用手指捏搓包装下部，真奶粉可发出“吱吱”声；假奶粉因掺有大量白糖、葡萄糖等物质，颗粒较粗，会发出“沙沙”声。②看色泽：真奶粉一般呈天然的乳白色或淡乳黄色(其中加糖的全脂奶粉比不加糖的颜色要白一些)，且色泽均匀带光泽；假奶粉的色泽多呈白色或其他不自然的光泽，或者有结晶及团状。③闻气味：真奶粉，闻有牛奶清香气；假奶粉闻之奶香气很小，甚至无奶香气。④尝滋味：取少许入口品尝，真奶粉口感细腻、发粘、乳香满口，全脂奶粉味微甜，脱脂奶粉味较淡，易粘到舌头及上腭；假奶粉粒粗、甜度大，无奶粉特有的味道或虽有点也不浓，其中加大量糖的甜味重，溶解迅速。⑤查溶解：取少许放入杯内，用冷开水冲，真奶粉经搅拌后溶解成乳白色或淡乳黄色的悬浊液；假的会很快溶解或沉淀，而且不用搅拌。若用热开水冲，真奶粉形成悬浮包心，搅拌会粘住调羹；假奶粉溶解迅速，不粘调羹，且无奶汁的天然色泽和均匀的状态，有些假奶粉就利用溶解快的特点，以“速溶”的幌子来欺骗消费者。在市场上，有些不法厂家和商贩常用廉价的葡萄糖及其他非奶粉物质制造假奶粉出售，应引起消费者的注意。

⑲ 为什么幼儿要适当吃些内脏?

吃适量肉对健康有益，吃肉一般指吃动物的肌肉，其实也应包括动物内脏。动物内脏的蛋白质含量高，如肝脏含量达21%，而且含有人体需要的各种必需氨基酸，其比例也适合于合成人体蛋白质，生物学价值在80%以上，属于优质蛋白质。

动物肉类中，维生素的含量以动物的内脏，尤其是肝脏为最多，其中不仅含有丰富的B族维生素，还含有大量的维生素A，B族维生素中以B_1含量最高，猪肝为2.08mg/100g，牛肝为1.30mg/100g，羊肝高达1.57mg/100g。维生素A也以羊肝为最高，含量高达29 900IU/100g，其次是牛肝和猪肝。除此之外，动物肝脏内还含有维生素D、叶酸、维生素C、尼克酸和维生素B_2等。此外，内脏器官无机盐含量比瘦肉中的多。动物肝和肾中含铁比较丰富，利用率也较高。如猪肝的铁含量为25mg/100g，比肌肉组织多15倍；牛肝的铁含量为9.0mg/100g，是肌肉组织的10倍左右。

因此，动物肝脏是一种营养极为丰富的食品，对婴幼儿的视力、智能、生长发育都很有益处，最好能每周吃一次。

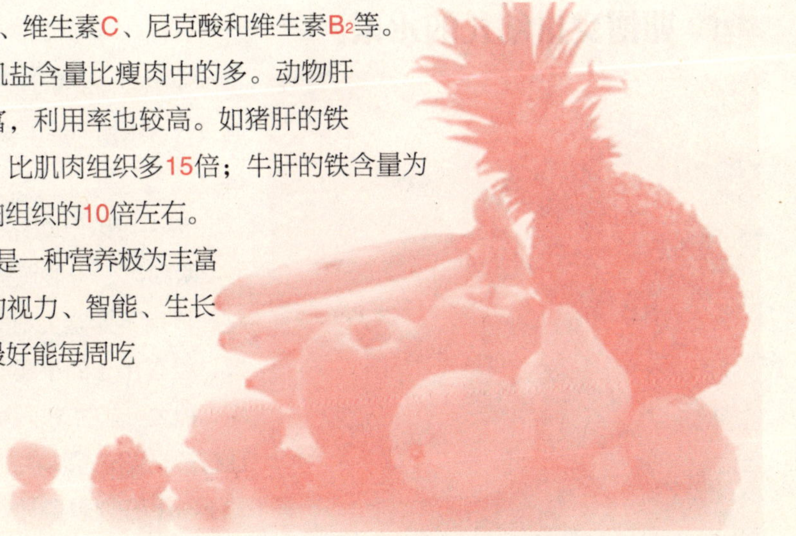

幼儿要吃一些蔬菜、水果

20 为什么幼儿一定要吃些蔬菜和水果？

蔬菜、水果是人类膳食中的重要食品，具有其他类食品所不可替代的作用。首先，它们含有丰富的维生素，如维生素C、胡萝卜素和维生素B_2（核黄素）。

其次，蔬菜、水果含丰富的无机盐，如钾、钠、钙、镁等。因其含有无机盐，在体内的最终代谢产物呈碱性，故称为“碱性食品”，可与膳食中酸性食品，如粮豆、肉类、蛋类保持一定比例，使机体维持酸碱平衡。

再次，蔬菜与水果中还含有丰富的纤维素、果胶和有机酸，可刺激肠道蠕动和消化液的分泌，因此，它们还能促进人们的食欲和帮助消化，有利于废物、有毒物质随粪便排出。有研究表明，纤维素和果胶还可以减轻一些有毒物质对机体的损害作用。

而根据科学分析，颜色越深的蔬菜，维生素B_1、B_2、C、胡萝卜素及无机盐的含量越多。反之，颜色越浅的蔬菜，含量越少。换句话说，蔬菜营养价值的高低，遵循着由深到浅的规律，其排列顺序是：绿色蔬菜→红、黄色蔬菜→白色蔬菜。因此，幼儿因多吃一些绿橙色蔬菜。

正因如此，家长们在为小儿提供富含蛋白质的食物时，也要重视为孩子提供足够的蔬菜和水果，尤其是绿橙色蔬菜。

21 如何安排幼儿的水果？

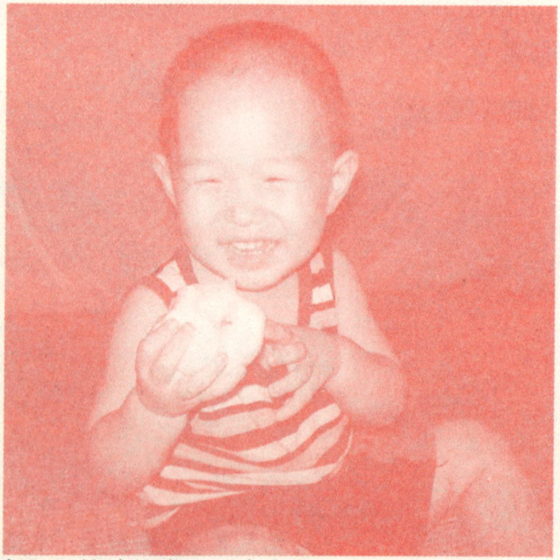

每天可给幼儿吃1～2次水果

水果味道或酸或甜，一般比蔬菜好吃，并且含有丰富的维生素等，但吃水果要有所讲究。

每天可以给幼儿吃1~2次水果，量在1~2两即可，一般可放在两餐之间或饭后吃，饭前不要吃大量的水果，以免影响吃饭。没有出牙的小婴儿可以喂鲜果汁和果泥，稍大一些的孩子就不必再喂鲜果汁了。让孩子吃果肉可以增加食物纤维的摄入，有利于消化和排便通畅。

应该给孩子吃新鲜水果，或是用新鲜水

果挤出果汁喂孩子喝。水果罐头在加工和贮存的过程中，维生素C几乎完全被破坏了。

给孩子吃水果一定要注意卫生，生吃水果以前要认真洗烫，能够去皮的水果要剥去或削去皮后再吃，因为在水果的生产、运输、贮存和销售等各个环节中，果皮上有可能沾上农药、寄生虫卵、病菌和其他有害物质，不洗净或不去皮就吃，会危害身体健康。

水果虽然好吃，但食用一定要有节制，尤其是儿童，不可一次吃过多的水果。李子不可多吃，吃得过多会损伤脾胃。西瓜、甜瓜是夏季清热解暑的好食品，但是一次也不要吃得太多，特别是脾胃虚寒的孩子不可多食。另外，像柿子、杏等也不宜多食。在冰箱冷藏保鲜的水果，最好等冰融化后再吃。

幼儿良好膳食习惯的培养

22 幼儿应具备哪些膳食能力？

1~3岁是儿童从婴儿期向成人膳食过渡的重要时期，也是儿童智力和社会适应性发育的重要时期，因此家长不能忽略其膳食能力的培养。

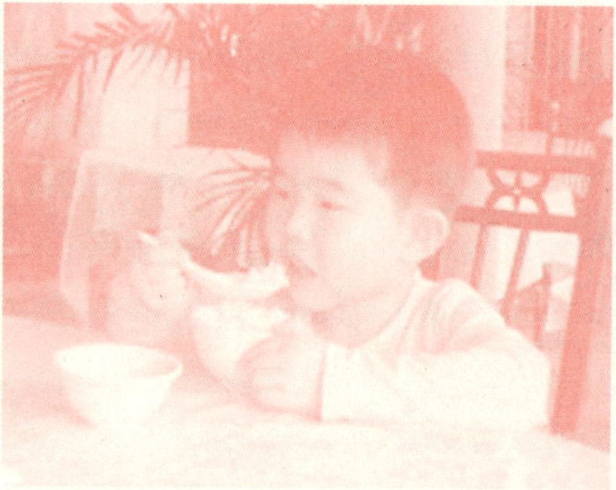

尽早培养幼儿自己进食

首先家长应知道1~3岁儿童具有哪些膳食能力：

12个月：会自己用小勺盛食物送到嘴里，在成人帮助下自己抱着杯子喝水。

1岁~1岁2、3个月：学会自己用勺吃食物。

1岁3、4个月~1岁半：逐渐学会左手扶碗，右手拿勺吃饭。

1岁半~2岁：开始有独立吃饭的能力，但吃得慢，动作不够准确，两岁时能吃完自己的一份食物。知道饭前洗手，固定位子进餐，知道饭后用餐巾擦嘴。

2岁~2岁半：独立吃饭的能力，吃得较干净、利落。

2岁半~3岁：养成良好进餐的习惯，能摆椅子、送餐具等简单力所能及的劳动。

知道不同年龄幼儿的主要膳食能力后，家长就可以结合自己孩子的发展速度进行针对性的培养。

让12个月左右的小儿练习自己拿勺吃食物，可以让儿童自己拿一个勺，吃的同时，大人再拿另一个勺喂孩子。

1岁~1岁半大的幼儿可给小儿固定座位，要求其坐好吃饭，保证小儿愉快的吃完一份食物，吃饱吃好。教小儿学会自己端着杯子喝水或奶。开始时成人要教给小儿用两手端杯或碗，帮助往嘴边送，逐步学会转移和准确地自己端杯子喝。每次盛少量奶和水，分次喝完。

1岁半~2岁的小儿要求其吃饭前洗手，洗手后坐在固定的座位上。逐步培养小儿学会左手扶碗，右手用勺吃完自己的一份饭菜。注意培养幼儿良好的膳食习惯，不挑食，不偏食，不暴食，不用手抓食物，教会小儿细嚼慢咽。如已学会用杯喝水，就不再用奶瓶了。

2岁~3岁：愉快安静地进餐，能坐在桌旁吃完自己一份饭，咽下最后一口饭菜才离开饭桌，并能吃得较快、干净、利索，养成良好的卫生习惯。

23 为什么要在幼儿期建立良好膳食习惯?

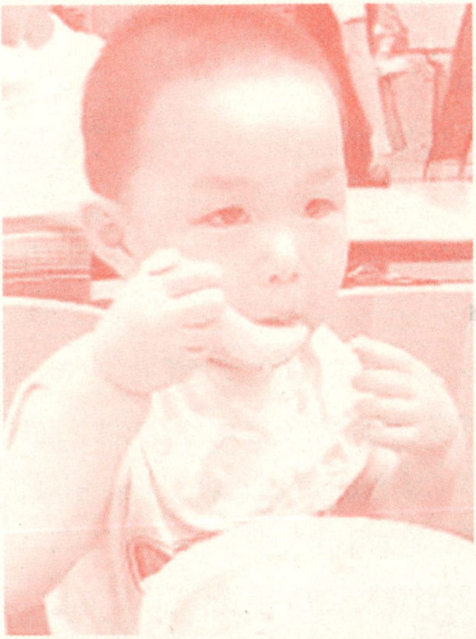
在幼儿期为宝宝建立良好的膳食习惯

心脑血管疾病（高血压、冠心病）、肥胖症、糖尿病等慢性病已严重地危害人类健康，成为导致人类丧失劳动能力或死亡的重要原因。这些疾病的发生与人们不合理膳食等不良的生活方式有关。在儿童中，这种不良生活方式、膳食习惯及所造成的营养不平衡所引起的过重、单纯性肥胖或其伴随的高胰岛素血症、高脂血症等慢性疾病也日益成为威胁儿童健康的严重问题。

儿童膳食习惯或食物选择的观念最初在1~3岁开始形成，并可能在以后的生活道路上受各种因素的影响，不断调整直至相对固定。成年后的膳食习惯在很大程度上受早期膳食习惯的影响。儿童期偏食、挑食、喜欢某些食物等习惯很容易保留到成年以后。让宝宝建立早期的良好膳食习惯。不仅关系到幼儿现在的营养与健康，而且可使小儿受益终生。

24 如何建立幼儿的良好膳食习惯?

幼儿是各种膳食生活习惯逐渐开始形成的时期。良好的膳食习惯的建立需要父母(或其他抚养者)和保育人员的正确引导和配合，应做到以下几点：

⊙ 在婴儿期的4~6个月后，应及时添加各类辅食，从小让小儿适应和习惯多样化的食物。

⊙ 父母应以身作则，不偏食挑食，给小儿树立良好的榜样。

⊙ 控制零食。零食多数为高糖食物，营养价值不高。应改变孩子在饭前吃零食的习惯。

⊙ 父母应正确对待小儿的食欲与食量。当小儿偶尔进食较少、不喜欢吃或拒绝某些食物时，父母不要强迫小儿进食，更不应对其进行惩罚，而是要善于引导，鼓励尝试，并改变烹调方法，设法让小儿更易接受；在小儿活动后的饥饿状态下，给予这类食物，常常能收到较好的效果。

⊙ 小儿对某些喜欢的食物，父母应适当限量，以免小儿因贪吃引起消化功能紊乱；同时也可让小儿对该食物长期保持较好的兴趣。

另外，培养按时进餐、注意膳食卫生及养成良好的膳食礼仪也很重要。

25 为什么“给孩子吃什么由父母决定”？

由于年龄小，孩子对是非对错的意识尚未养成，包括在食物的选择方面。孩子只是凭着自己的喜好选择自己喜欢的食物。

有些儿童常常对饭菜非常挑剔，只吃少数几种自己喜欢吃的饭菜，例如喜欢吃鸡蛋、鱼肉、虾类等，不愿吃白菜、土豆和其他肉类，或者正相反，只吃蔬菜不吃肉、蛋、奶类等，长久下去，由于摄入的营养不全面，影响了自身的生长发育和健康。偏食就是专挑喜欢吃的几种食物吃，而对不喜欢吃的东西碰也不碰。长期偏食不仅会引起孩子营养比例失调，造成消瘦、贫血、对疾病抵抗力低等症状，严重影响生长发育，还容易使孩子形成任性、依赖、神经质等倾向。偏食习惯更是导致成人后许多疾病的病因，绝对不可轻视。一些研究表明儿童由于营养缺乏而引起的疾病多达20多种，而挑食是造成营养缺乏的最重要的原因之一。

我们平时吃的各种食物如米面、肉类、蔬菜、水果等具备了人体所需要的各种营养物质。只要注意孩子进食的多样性，荤素搭配，平衡膳食才能符合孩子身体和大脑发育的需要。孩子全面健康的膳食习惯可以从小培养。父母是孩子最好的老师。作为父母，应该积极地诱导孩子选择那些有益于健康的食物，让孩子养成良好的膳食习惯。值得一提的是，父母应该掌握一些营养知识，以便进行科学的指导。

26 为什么“吃多少由孩子决定”？

健康合理地安排孩子进食的方法是来自对孩子的信任。作为父母可以决定给孩子吃什么，但应该由孩子决定他是否吃以及吃多少。孩子会根据自己的饱腹激和食欲来决定吃多少。当家长把足够、选择好的食物让孩子吃时，孩子精神上放松，会自由自在地吃，自动调节食量，不会吃得过饱。绝对不要限制儿童膳食。对正在生长发育的儿童限制摄食，会干扰儿童的自然生长过程。吃得不饱的儿童获取的能量减少，生长发育的速度就会减慢。当孩子变得肥胖后，不要处处限制孩子的膳食，因为过于严格限制孩子的膳食，只能增加孩子吃的欲望。有研究指出，家长越是想法控制孩子的膳食，孩子会长得越胖。

也有许多父母尽力哄孩子把盘子里的食物吃完，甚至不惜威胁。其实，父母只要意识到吃饭是孩子对你说“不”的许多事中的一件事，你就会从与孩子的矛盾中解脱出来。如果确信孩子不是生病，他不愿吃，就让他离开餐桌，只是提醒他，只有到下顿饭时，你才会为他做食物。这时你一定要令行禁止，不能心软，坚持这样做。下一次，孩子就会乖乖地坐到桌边，狼吞虎咽地吃起来，因为他太饿了。父母要帮孩子确定进食方式，做到定时、定餐，还要教会孩子缓慢而又放松地吃东西，目的是发现孩子对饥饿和食欲的敏感程度，帮助孩子自我调节进食量。孩子缓慢、放松地吃东西，就会有时间去品尝食物，吃到一定程度，自然而然就不吃了，不会吃得太多。如果孩子吃得太快，让他稍等片刻再吃；此时，不要斥骂孩子，不能对孩子发泄怨气，更不要不准孩子吃。

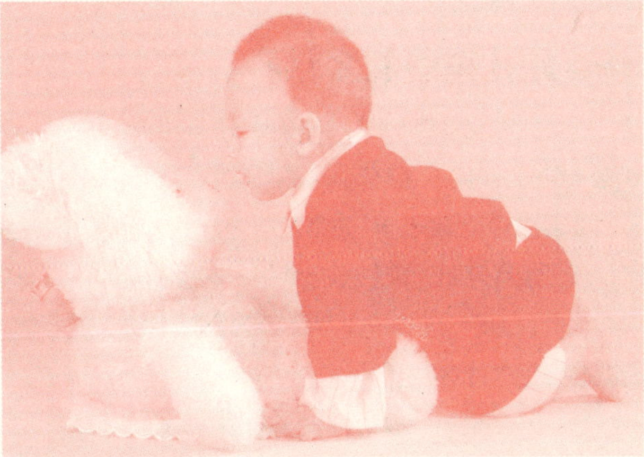

“吃不吃，吃多少，由我自己来决定”

27 幼儿不好好吃饭，怎么办？

宝宝不好好吃饭，怎么办？奶奶追着喂，爷爷说好话求，妈妈急得直叹气，爸爸说起来就摇头，解决宝宝不好好吃饭有没有好的办法呢？

下面告诉您一个科学喂养婴幼儿的 “黄金法则”，即“吃什么和什么时候吃，家长说了算；吃不吃和吃多少，孩子说了算”，孩子吃饭难的问题一定会迎刃而解。

早晨起来，妈妈做好了早点，宝宝一看不对自己的口味，摇摇头说，我不吃这个，我要吃雪糕。妈妈要很耐心地告诉他，咱们家早晨只有牛奶、鸡蛋和馒头，早晨不能吃雪糕，你如果现在不吃饭，就要等到中午12点才能吃午饭，这中间只能喝水，没有其他的食物吃。孩子还是说，不吃不吃就是不吃！妈妈再问一遍，还是这样，那好吧，这时候妈妈就要毫不犹豫地把早餐收起来，把零食都藏起来，放到孩子找不到、够不着的地方。

到了中午12点，孩子一看是米饭和肉、蔬菜，喊道：不吃不吃我不吃，我要吃汉堡包。这时候妈妈不要着急，要耐心地告诉孩子，午饭就要吃米饭，你如果不吃，就要等到天黑之后吃晚饭。如果小家伙还是坚持不吃，不要勉强，把午饭收起来，把零食保管好。

等到晚饭的时候，不管你做的是什么，小家伙一定吃得非常香了。看到以上的文字，有家长可能会说，这样不是把孩子饿坏了吗？在此，我要特别告诉各位家长，有科学研究显示，孩子摄入食物数量的差异每餐可能高达40%，但每天摄入食物数量的差异只有10%，您就放心吧，孩子不会因为一餐不吃或少吃而饿坏，因为他能调节一天的食物摄入量。

28 幼儿挑食怎么办？

在幼儿园义诊咨询时，问得最多的一类问题是“小儿不喜欢吃肉怎么办”，“小儿不喜欢吃米饭怎么办”。总有小儿不吃这个，不吃那个，变成挑食的孩子。

要解决这类情况，首先家长要努力多次让小儿尝试新鲜食物。当开始给小儿吃新鲜食物时，孩子拒绝吃时，家长不必紧张，这是儿童的正常反应，过一段时间再想办法给他尝试。只要我们有耐心，如果他不喜欢某种健康食物，就反复提供给他。重复10~15次后，孩子可能就会接受这种食物了。

其次，在烹调上要适合孩子的生理和口味。根据不同年龄特点，做成不同的食物性状，如4~6月龄米糊，7~9月龄稀粥，10~12月龄以上用稠粥，1~3岁软饭等以满足儿童消化系统发育的特点。也可以米饭、面条、面包、粥、馒头、米粉等种类轮换着吃。

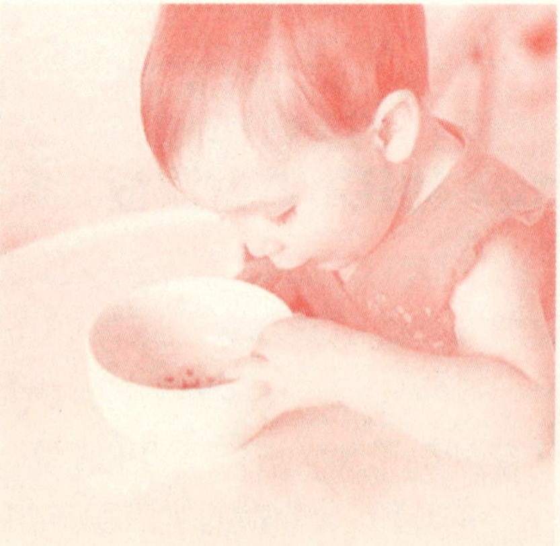
“吃多吃少，由孩子决定”

第三，菜肴要做得色、香、味、形俱佳，烹调品种要多样化。如鸡蛋的烹调方法可用蒸、煮、炒、煎、炸、熘、拌、卤、腌等，不但可以做菜做汤，还可以做面包、蛋糕和各种各样的点心。猪肉可蒸烂、切成肉丝，做成包子馅等方式。

当然，家长也要树立不挑食的好榜样，才能带动孩子不挑食。只要给小孩不断重复尝试一类新食物，经过10~15次后，小儿就不会拒绝了。

29 幼儿厌食的原因有哪些？

看到食物即出现一种厌恶之感，甚至出现恶心等反应，不思膳食，这种现象在习惯上称为厌食，这对营养素的摄入极为不利。究其原因，有以下几方面：

⊙ 零食过多：虽然称为零食，但饱腹的作用还是存在的，而且有的零食提供能量并不比饭菜少，机体整天处于无饥饿状态，自然就不想吃饭了。

⊙ 活动量小，能量消耗也有限，维持身体生理代谢需要的食物就较少。

⊙ 食物品种单调，色、香、味、形不吸引小孩。食物的种类不多，不经常更换。加上烹饪方法简单，或者总是“老面孔”，饭菜上桌后，孩子一见就厌烦。

⊙ 环境或气氛不协调：孩子边玩边吃饭，边看电视边吃饭，边看小人书边吃饭，或者吃饭总是在嘈杂纷乱的环境中，这样，孩子就不能安下心来吃饭。没有一个良好的就餐环境和心态，就不可能有良好的食欲。

⊙ 心理压力：有些父母常趁吃饭前一段时间来教育孩子，有的父母甚至拿吃饭来要挟孩子做这做那，造成孩子进餐时心理不平衡，压力较大，食欲受到抑制。

⊙ 长期偏食：进食局限在少数几种食物上，长此以往，爱吃的食物也变成厌吃的食物了。

⊙ 疾病影响：某些疾病也可导致食欲低下，如肠道寄生虫病、佝偻病、贫血、缺锌、长期发热等，这些疾病对食欲的影响可能是长时间的。

30 如何纠正幼儿厌食？

对于孩子的厌食，除体内缺锌、疾病影响所致外，纠正厌食的最好措施不是药物，而是自我调节，针对厌食的原因纠正厌食是最好的方法。可以采取如下措施：

⊙ 遵循“给孩子吃什么、什么时候吃由父母决定，吃不吃和吃多少由孩子决定”。在孩子不愿进餐时就不让他吃，也不给零食吃，只要没病，孩子总会有饥饿的时候，而饥饿的时候必然会找东西吃。到这时候，厌食的程度将大为减轻。

⊙ 调整进餐时间，改善烹调方法。在不妨碍其他人工作、学习的前提下，可以调整进餐的时间，合理安排两餐间隔时间，也能增加进食前的饥饿感。饭菜色、香、味、形经常变换，增加吸引力。

⊙ 限制零食，增加活动量。零食过多而致厌食，应限制孩子的零食，零食也应有次数。因活动量小而厌食，应增加活动量，增加能量消耗。

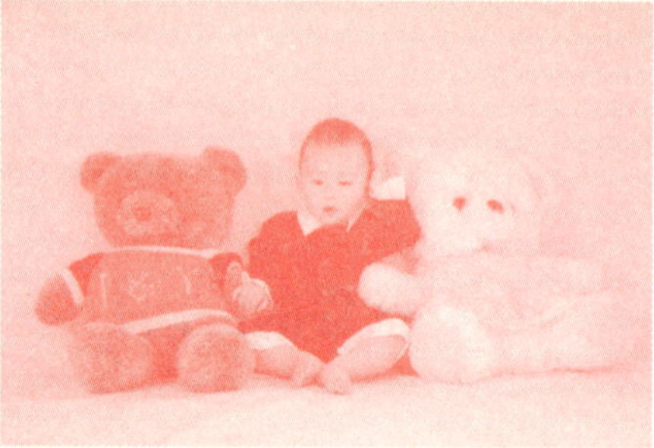

给宝宝增加活动量，有助于提高食欲，避免厌食发生

⊙ 改变就餐环境。采用分菜制的方法，孩子看到各人吃各人的菜，而且自己的又比他人的少，这样就有了较为宽松的进食气氛和放松的心理，就会安安心心地将自己的一份吃完。和邻居小朋友一起吃饭，看到邻居小朋友津津有味地吃饭，其食欲也会油然而生。

⊙ 进餐前让孩子有充分的休息时间，以调节疲倦的身体和不愉快的心态。

31 幼儿吃零食的对与错?

在能否给孩子吃零食的问题上一直存在一些分歧。其实适当地让孩子吃一些零食并不会对孩子的生长发育造成损害，关键是怎么引导孩子正确吃零食。那么怎么给孩子吃零食呢?

首先，要少吃零食，因为零食毕竟不是主食，孩子胃口又小，吃多了会影响正常食欲。

其次，零食不要零吃，否则孩子膳食没有规律，也易养成不良的膳食习惯；应作为三餐外的点心提供。

再次，要给孩子选择合适的零食。在选择零食的时候要考虑孩子的年龄特点、咀嚼和消化能力。

总之，合理安排好孩子的零食，既增加营养素的摄入量，又满足孩子的口欲，同时也不影响主食进餐量，不让零食喧宾夺主。

32 如何为幼儿选择和安排零食?

适当的零食对孩子的成长发育是非常必要的，父母要记得买一些零食，好让孩子肚子饿时随时有东西吃。

第一，水果中含有葡萄糖、果糖、蔗糖，易被人体吸收；水果中的有机酸可促进消化，增进食欲；水果中含有果胶（一种可溶性的膳食纤维），有预防便秘的作用；水果还是维生素C的主要来源。例如苹果、香蕉、草莓、橙子、葡萄、桃子、梨子、西瓜等，可以将水果切成片，以方便小孩取食。

第二，含碳水化合物较多的谷类食物经膨化制成的食品，酥脆且易于消化，可适量摄入。另外糕点类可选松软的面包、蛋糕、脆饼干等作为孩子的午后加餐。

第三，硬果类，如花生、瓜子、开心果、榛子、核桃等，含油脂较高，经加工制作后吃起来不但味道很香，还含有人体需要的一些必需脂肪酸、B族维生素、微量元素锌等，这些都是孩子长身体时需要的营养素。但此类零食咀嚼困难，不小心容易吸入气管，导致呼吸困难甚至窒息危及生命，年龄小的孩子可选择这类食物的加工品，如花生糊等。硬果中油脂含量高，大孩子也不宜多吃。

第四，奶类：幼儿应每天保证奶350ml以上，在主餐中奶类不足的情况下可选择在加餐补充，如牛奶、乳酪等。

但需注意的是果冻、泡泡糖、可乐饮料（碳酸饮料）、冷饮等食物尽量避免，糖果类零食尽量少食。

33 为什么成人口感的咸淡不适合幼儿？

盐是幼儿生长发育必不可少的物质，也是辅食中常用的调味品。由于婴儿肾功能尚未发育成熟，不能像成人那样浓缩尿液以排出体内过多的钠。喂母乳或婴儿配方奶粉、大婴儿正常添加辅食就可满足婴儿对钠的需求，因此，婴儿辅食中不必加盐。

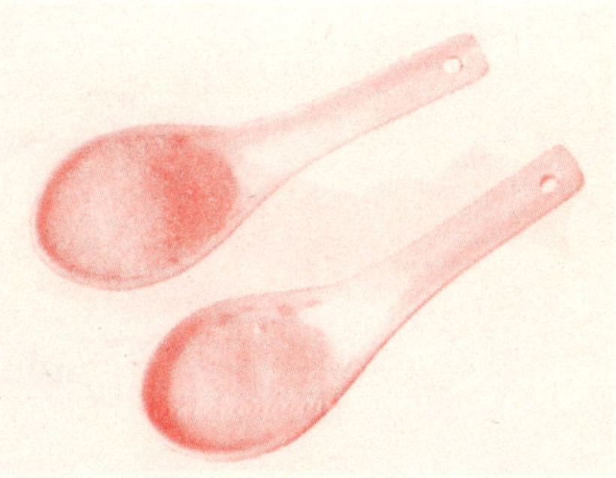
成人口感受咸淡不适合幼儿

幼儿辅食中适当加点盐，可使其味道鲜美，促进食欲，但不能过咸。若幼儿菜肴太咸，会使血液中钠含量增加，加重肾脏负担，导致身体缺水，甚至造成严重后果。钠含量升高的同时，体内的钾含量则相应地降低，缺乏钾时肌肉就无力，持续的缺钾将导致心脏衰弱。

幼儿常吃过咸的辅食，易养成“口重”的膳食习惯，成年以后易患高血压、动脉硬化等疾病，因此幼儿辅食以清淡为宜。

此外，大人同小孩的口感不完全一样。如果按照成人口感咸淡来喂小孩，可能会造成小孩的拒食或厌食等。许多家长常常按照自己的口味来喂食幼儿，对幼儿来说这是有害的，对他们生长发育不利。

幼儿营养热点话题剖析

34 牛奶、酸奶、乳酸菌饮料哪个好？

牛奶是一种营养丰富的理想食品，具有人体生长发育所必需的蛋白质和各种必需氨基酸，也是人体钙质最好的来源，还提供卵磷脂、维生素A和维生素B_2。牛奶的营养密度也很适合幼儿的消化系统。牛奶是幼儿膳食的重要组成部分。同样，酸奶是用纯牛奶经过乳酸菌发酵制成的。鲜牛奶中的酪蛋白遇到乳酸菌产生的酸，结成微细颗粒的凝乳，颜色白，气味清香，酸甜可口，而且人体对它的消化率和吸收率都高，奶中钙的吸收率也有所提高。同时，乳酸菌在酸奶中还产生抗菌物质，在肠道中有抑制腐败菌繁殖的作用。因此对消化功能不好或是正在患腹泻的病儿，适当食用酸奶是有益的。酸奶营养价值与牛奶基本相当，只是糖的含量稍高，幼儿可适当食用酸奶。

乳酸菌饮料经过人工配制的，因加入了较多的调味添加剂，味道十分酸甜可口，受到儿童的喜爱，但因为是饮料，其蛋白质、钙的含量远远低于牛奶和酸奶，通常不及酸奶的1/3。有的家长不了解这点，以乳酸菌饮料喂养婴幼儿，使小儿获得的蛋白质、脂肪、碳水化合物等重要营养素都不够需要，影响了生长发育。此外，乳酸菌饮料酸甜可口的口感可能影响到幼儿对正餐食物的摄入，幼儿应少饮用。

牛奶、酸奶营养虽好，但不可把它们当饮料饮用。这是因为：第一，因为牛奶、酸奶摄入量过多，会影响其他食物的摄取，导致部分营养素如铁、锌、维生素C和维生素D等摄入不足。因为牛奶和酸奶中这些维生素和微量元素含量低，或含量达不到人体的需要。而且，牛奶中几乎不含膳食纤维，把牛奶当饮料会导致蛋白质摄入过多，含膳食纤维丰富的蔬菜、水果进食过少，引起营养不良；第二，牛奶和酸奶都是液体食物，不用咀嚼就可摄入，由此，导致幼儿消化系统得不到应有的发育；此外，牛奶、酸奶摄入量过多还会引起口臭、大便干燥和便秘。儿童不能缺少牛奶和酸奶，但绝不能把牛奶当饮料，每天2~3杯（总量300~400ml）即可。

35 为什么不能以水果代替蔬菜？

蔬菜在日常生活中的重要性仅次于粮食，它是人们每日必备的食品。除了本身的营养价值外，蔬菜还能促进机体吸收蛋白质、碳水化合物和脂肪。如在进食蛋白质的同时吃些蔬菜，进入胃中的消化液会比单吃蛋白质食物时多得多。实践证明，单吃动物蛋白，肠道内吸收率为70%，若同时吃蔬菜，则可增加到90%左右。蔬菜中大量的粗纤维，能刺激胃肠蠕动，帮助消化，使大便通畅。经常食用多纤维的蔬菜，还能锻炼儿童的咀嚼肌，提高牙齿坚固度。

水果虽和蔬菜有不少相似之处，比如，它们都含有比较丰富的纤维素、矿物质和大量水分。但是，水果毕竟不是蔬菜，两者存在较大差别。一般水果，如苹果、梨、香蕉等含维生素和矿物质比蔬菜少，比绿叶蔬菜更少。因此，多吃蔬菜才能获得更多的维生素。蔬菜和水果所含的碳水化合物在数量和功用上的差异也很大。大多数水果所含碳水化合物是葡萄糖、果糖和蔗糖一类的单糖和双糖，因此，水果吃到嘴里都有不同程度的甜味。而绝大多数蔬菜所含碳水化合物是淀粉一类的多糖，所以吃蔬菜时，感觉不到什么甜味。蔬菜和水果所含的膳食纤维种类也有不同，对胃肠道作用因而也不一样。

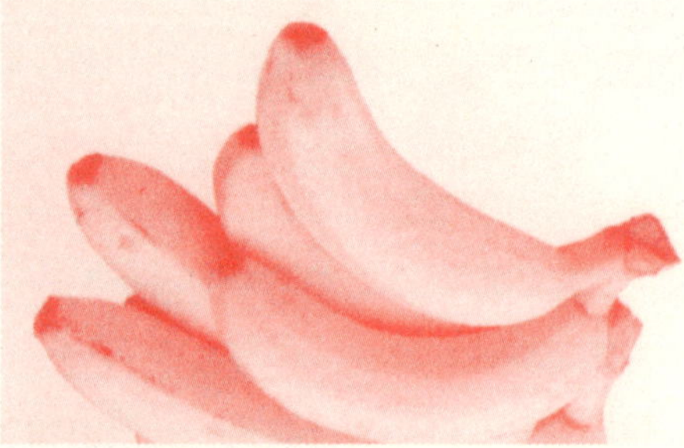
不能以水果代替蔬菜

因此，水果和蔬菜是两种不同类的食物，相互不能替代。

36 为什么不能以软食代替固体食物？

如果孩子习惯吃软食，而很少吃需要咀嚼的硬食，如稍硬一点的米饭、固体类有渣的肉类和蔬菜等，会使孩子的咀嚼和吞咽的协调动作得不到很好的训练。即使在牙齿已长齐的情况下，这些孩子也难以将食物嚼碎。长期下去，会影响其肠胃的消化和吸收，因为咀嚼动作是胃肠消化分泌的一个重要因素。

如果儿童到了该吃硬食的时候而总是以软食来代替，牙齿、下颌骨骼肌、咀嚼肌等肌肉得不到充分的刺激，发育不完善，会影响面容。有的儿童总是用一侧面部肌肉来咀嚼食物，导致面部发育不对称，也是此理。

婴幼儿的消化系统是通过进食过程而生长发育的。小儿自己长到一定阶段，就应锻炼咀嚼硬食来刺激牙的生长、下颌骨骼肌、咀嚼肌的发育，促进消化酶的分泌、消化系统的成熟。人类是杂食动物，成人最终要进食各种各样的食物才能满足身体的需要。应让孩子经常咀嚼吃些肉末、蛋品、大虾、虾皮、奶制品、豆制品、水果和新鲜蔬菜。特别是孩子长了牙以后，应训练孩子多作咀嚼动作，促进消化道功能发育成熟，使孩子能吸收足够的、全面的营养。

37 为什么不能用麦乳精代替奶粉？

宝宝出生后，有些妈妈发现自己的奶水不够，于是寻找可以代替母乳的乳制品，发现麦乳精具有易存放、易冲调、孩子爱喝等优点，就用麦乳精代替奶粉让孩子喝。

事实上，只喂麦乳精有许多弊端，最主要的缺陷是糖分太高。麦乳精虽然是乳制品，但在制作过程中使用了加热蒸发、加糖等工艺，因而更易保存，但这使得麦乳精中水分仅为牛乳的2/5，蔗糖含量高达40%。按这个比例计算，婴儿吃麦乳精时要加4~5倍水稀释甜度才合适，但此时麦乳精中的蛋白质、脂肪含量却已很低，不能满足婴儿的营养需要。即使婴儿暂时吃饱了，也是因为其中糖量多。如果考虑蛋白质、脂肪含量合适而少兑水，麦乳精会过甜，不适合婴儿食用。

因此，不要用麦乳精作为主要食物来喂养婴儿。

38 为什么不能用果汁代替水果？

只喝果汁，减少了人体对纤维素的摄取。以果胶为代表的水溶性纤维，有预防和减少糖尿病、心血管疾患的保健功效；而水不溶性纤维，则更多地用于防止胃肠系统的病变。水不溶性纤维具有刺激肠道蠕动和促进排便的作用，食物纤维能影响大肠细菌的活动，使大肠内胆酸生成量减少，并能稀释肠内的有毒物质，减少致癌物与肠黏膜的接触时间，因而可预防肠道癌变。此外，食物纤维还具有预防糖尿病、肥胖、胆结石以及降血脂的功效。

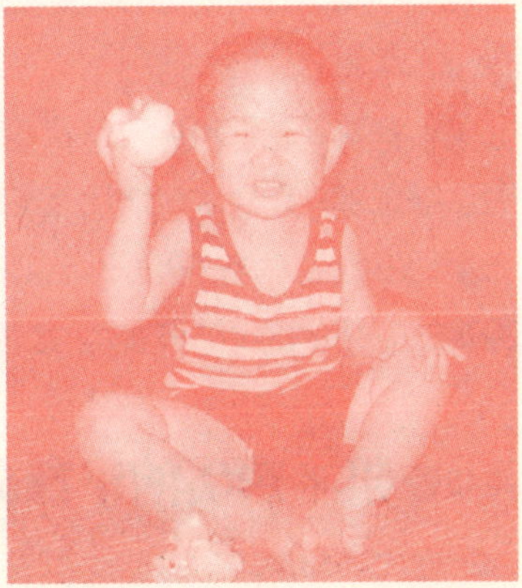

吃水果比喝果汁好

果汁易造成儿童牙齿缺乏锻炼，面部的皮肤肌肉力量变弱，眼球的调节机能减弱。另外，长期咀嚼无力，下颚会变得不发达，牙齿排列不整齐，上下牙齿咬合错位。孩子乳牙出齐后应吃些富含纤维、有一定硬度的水果，以增加孩子的咀嚼力，通过咀嚼动作牵动面肌及眼肌运动，加速血液循环，促进牙床、颌骨与面骨的发育，既健康又美容。

39 幼儿该喝什么样的水？

中国目前市场出售的液体饮料(即不包括茶叶、咖啡、麦乳精、橘晶、菊花晶等在内的固体饮料)，大致可以分为如下几类：

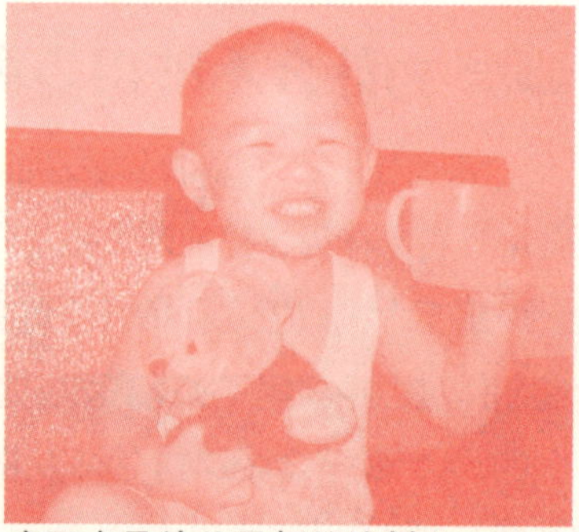
凉开水是幼儿最好的饮料之一

碳酸饮料（汽水） 也就是加了二氧化碳的饮料。根据所含的其他内容，又可分果味碳酸饮料，果汁碳酸饮料，可乐，其他碳酸饮料多。

乳酸饮料 是以新鲜的牛奶(或豆奶)为原料，掺入一定比例的糖，经过严密杀菌后植入一种活性乳酸菌，经过一定的温度和时间，乳酸菌大量繁殖，再进行科学处理，使其乳化，就成了一种乳白色的，具有酸甜口味的活性乳酸菌饮料。

豆奶（豆乳） 是一种以大豆为原料的新兴饮料，豆奶含有丰富的植物蛋白质、较多的维生素、赖氨酸、亚油酸和亚麻酸(均是不饱和脂肪酸)，还含有钙、锌、铁等多种矿物质，可以说是一种优质和高营养的饮料。特别适合较大儿童饮用。

矿泉水 是一种含较多有益矿物质的饮料，因其无糖、无污染和无添加剂，所以在国外特别受成人欢迎。

淡茶 在这几种饮料中，从营养价值上来说，以豆奶、乳酸饮料最好，但食量不能过多，以免影响正餐；矿泉水应该让孩子多喝；至于市场上大量的果味碳酸饮料，则应控制孩子的摄入量，不能因为孩子喜爱而无限制地给他喝。除市售饮料外，家庭用干净饮用水煮沸后自然冷却的凉开水是最经济实用的饮料。

40 奶＋鸡蛋的早餐科学吗？

现代社会生活节奏加快，不少家长为了赶时间，早餐只给孩子准备1杯牛奶加1~2个鸡蛋作为早餐，以为鸡蛋和牛奶的营养价值都很高，能满足孩子上午的营养需要。其实，这样的早餐是不符合营养要求的，也是不科学的，长期如此，必将影响儿童的生长发育。

我们知道，鸡蛋和牛奶都是富含优质蛋白质的食物，但牛奶和鸡蛋的碳水化合物的含量都很低。1个60g鸡蛋供给能量约70千卡、含碳水化合物7.8g，1杯250ml牛奶，含碳水化合物8.5g、能量130千卡，两者相加不过200千卡的能量。2~4岁幼儿每天约需能量1 200~1 400千卡，早餐应占一天总能量的20%~30%，也就是早餐要供能240~420千卡，而鸡蛋加牛奶提供的能量明显不能满足需要。

碳水化合物是人体最便宜和主要的能量来源，充足的情况下可以使机体减少把蛋白质作为能量来源，起着节约蛋白质的作用，从而让蛋白质在体内发挥组织合成等重要作用，不至将之于仅作为能量消耗掉。另外，碳水化合物还可以影响蛋白质、脂肪的代谢，碳水化合物不足会影响蛋白质的吸收和利用，降低蛋白质的生物利用率，造成蛋白质的浪费和组织中蛋白质的分解加速。鸡蛋和牛奶提供16.3g碳水化合物，约占早餐能量的32%，远低于碳水化合物应供能55%~65%的合理要求。

因此，牛奶加鸡蛋的早餐模式容易使幼儿在上午感觉疲倦，有饥饿感，活动能力下降，严重者可能导致低血糖、头痛、昏迷。久而久之，还容易影响儿童生长发育。

41 婴幼儿吃鸡蛋有哪四不宜?

不宜多吃 让孩子一餐吃两三个鸡蛋而不吃其他食物是不对的，鸡蛋本身也不能供给人体所需的全部营养素，比如，它本身不含碳水化合物，维生素C含量也几乎是零。因此，过多吃鸡蛋，必然会使其他食物摄入量相对减少，使摄入的各种营养素不平衡。由于没有主食能量的提供，鸡蛋蛋白质很容易转为能量而白白浪费，而且多吃进去的那些鸡蛋，其蛋白质分解代谢产物还会增加肝脏的负担，在体内代谢后所产生的大量含氮废物，都要通过肾脏排出体外，还直接加重肾脏的负担。而且鸡蛋蛋黄中的胆固醇高，长期多吃，对孩子的血脂有影响。因此每天以1~2个为宜。

不宜单独吃 在淀粉等其他食品进食量足够的基础上再加蛋类，这样可使鸡蛋中的蛋白质和其他食品起互补作用，而不致被当作能量消耗，蛋中的营养素也能较好地被人体吸收。有的孩子光吃蛋黄或蛋白，这也不好。因为蛋黄和蛋白的营养价值都有自己独特的优点，都是很好的营养来源。

不宜生吃 生蛋清中含有抗生物素和抗胰蛋白酶，前者妨碍生物素的吸收，后者抑制胰蛋白酶的活力。当蛋煮熟时，即被破坏。生蛋中还往往粘有各种细菌和寄生虫，尤其是沙门菌，是传播菌痢的常见细菌。

不宜煮得过老 煮得过老，加热时间过长乃至焦化而使其营养价值降低。而且，煮得过老，其结构紧密，不利于消化吸收。一般以煮到蛋黄刚好凝固时为佳。

42 坚果营养好，如何喂幼儿？

坚果是以种仁为食用部分，因外覆木质或革质硬壳，故称坚果。按照脂肪含量的不同，坚果可以分油脂类坚果和淀粉类坚果，前者富含油脂，包括核桃、榛子、杏仁、松子、花生、葵花子、西瓜子、南瓜子等；后者淀粉含量高而脂肪很少，包括莲子、栗、银杏、芡实等。

坚果是一类营养价值较高的食品，其共同特点是低水分含量和高能量，富含各种矿物质和B族维生素。其中蛋白质的含量较高，虽然比不上黄豆，但是与肉类、鱼类和蛋类食物的蛋白质含量不相上下，不失为植物蛋白的重要补充来源。但因其生物学价值较低，与其他食品营养互补才可发挥最佳的营养作用。

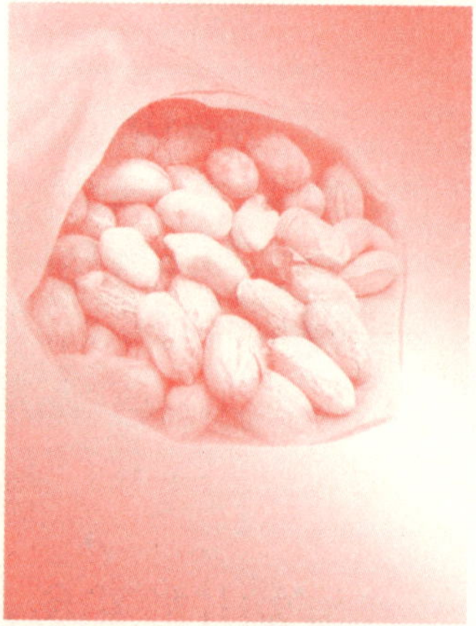
花生、核糖类坚果有利于小儿健康

坚果类食物中的脂肪多为不饱和脂肪酸，熔点低，易于消化吸收，而且其中含有人体自身不能合成，必须由食物提供的必需脂肪酸如亚油酸、亚麻酸等，这些是构成脑细胞的重要成分。由于脂肪含量通常达40%以上，坚果类食物所含能量较高，有些坚果类比谷类食物所含的能量还要高很多。

坚果类食物中还含有较为丰富的钙、铁、锌、镁、铜等矿物质以及维生素E和B族维生素，这几种营养素恰恰是儿童较易缺乏的营养物质。

因此，适当吃花生米、核桃等坚果类食物有益于小儿健康，但必须捣碎或打成粉末，以适合幼儿食用。因为坚果很硬，不小心卡在咽喉部，将造成小儿健康危险。

43 为什么幼儿不宜多吃巧克力？

有些家长认为巧克力价格昂贵，营养必然丰富，甚至当孩子不愿吃饭的时候把巧克力作为膳食的代替品，结果小孩越吃巧克力食欲越差，这是因为：

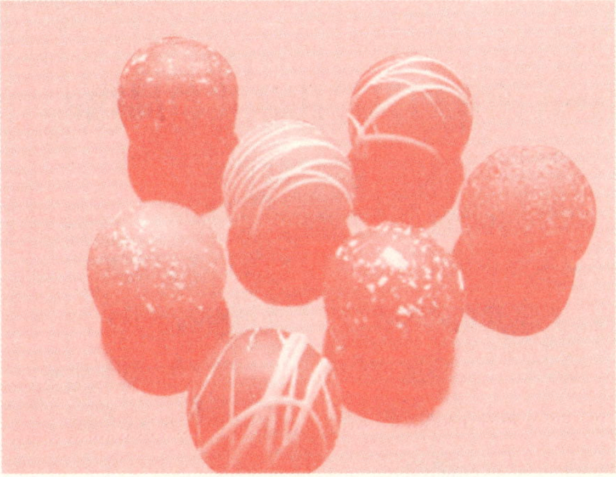

幼儿不宜多吃巧克力

⊙ 巧克力含量最多的是蔗糖和可可油，可产生较高的能量。对孩子来说，平时巧克力吃得太多，蔗糖和脂肪产热过量，极易饱腹，影响食欲。巧克力因配方固定，所含营养素较为单调，经常以此作为能量来源，机体所需的各种营养素的摄入比例会失去平衡，引起营养障碍，影响生长发育。

⊙ 巧克力含有微量的可可碱和咖啡碱，食用后容易使人精神振奋。醇厚的口味对味觉是一种强烈的刺激，使味觉敏感度下降，如果再吃一般的菜肴就会觉得味同嚼蜡。

⊙ 巧克力粘性大，又很甜，临睡前吃极易引起龋齿。

当然，巧克力糖对孩子来说并非不能吃，饭后吃1~2粒可增加孩子的饱腹感。带孩子外出游玩时也可以准备一些，以供孩子运动量加大，容易产生饥饿时的应急需要。

44 为什么幼儿不宜吃彩色食品？

儿童食品色彩越鲜艳，对身体健康的危害可能越大。这决不是危言耸听，而是有科学依据的。

大多数彩色食品离不开色素。一般用于食品的色素分为两大类：一类是对人体健康无害的天然色素，但价格较高；一类是或多或少都对人体健康有害的人工合成色素。合成色素由于成本低廉，色泽鲜艳，被大多数儿童食品厂家广泛采用。虽然国家对人工合成色素的使用范围和用量都有严格规定，但由于利润的诱惑，一些厂家无视国家规定，依然我行我素，导致市场上的部分儿童食品，含人工合成色素超标或使用国家禁止的人工合成色素。

儿童肝脏的解毒作用和肾脏的排泄功能都比成年人弱，因而人工合成色素所含的毒素会消耗解毒物质和干扰正常的代谢功能，导致腹泻、腹胀、腹痛、食欲不振和营养不良等多种疾病的发生。过多食用还可能导致慢性中毒。

45 幼儿可以食用强化食品吗？

目前，市场上销售的强化食品日益增多，强化食品正逐渐走进千家万户。适当地给孩子吃一些强化食品，有助于改善儿童的营养状况，预防儿童营养缺乏病，而食用不当则会对儿童的身体健康造成危害。如母乳不足的婴儿就应选择对牛奶进行过加工、全面强化营养素的婴幼儿配方奶粉。

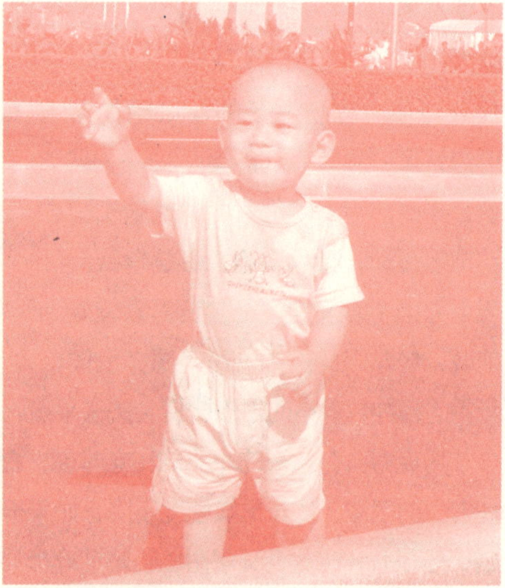
幼儿尽量不要同时食用多种强化食品

从营养学角度来说，提倡儿童采取平衡膳食来获得各种营养素，是为了预防和治疗轻度的营养缺乏病，可以多吃一些含某种营养素丰富的天然食品，而不要单纯依赖吃药和强化食品，更不要盲目地多吃，以免产生适得其反的结果。

因此，家长为小儿选择强化食品时，应注意下列事项。

⊙ 强化食品中添加的营养素，应该是确属小儿需要的。如人工喂养的婴儿，其理想的奶类强化食物是婴儿配方奶粉。

⊙ 强化食物中添加的营养素，必须是小儿确实缺乏的。小儿究竟缺哪种营养，应经过医生检查、确诊后，再选用相应的强化食品。

⊙ 为小儿选用强化食品必须注意各种营养素的平衡。有些维生素及矿物质如供应过量，不仅对小儿无益，反而会有损于其身体健康。如维生素A、维生素D食用过量，可引起毒性反应。

⊙ 应尽量多掌握一些儿童食品与营养方面的知识，了解各年龄段儿童对几种比较容易缺乏的营养素的需要量是多少，并要清楚地了解强化食品中营养素的含量是多少，然后根据儿童的营养需要来决定每天吃多少强化食品。

⊙ 最好不要同时吃多种强化食品。各种强化食品中强化的营养素不一定完全相同，但有的可能有重合，同时吃几种强化食品有可能某一种或某几种营养素摄入过量。例如，婴儿每天铁的供给量标准为10mg，如果他每天摄入婴儿配方奶粉100g，从中已摄取了足够的铁，但是如果同时又给他吃铁强化固体饮料、铁强化糖果和铁强化饼干，摄入的铁就会大大超过需要。

总之，为小儿选择强化食品一定要有针对性。

46 幼儿可以食用保健食品吗?

不少家长喜欢为孩子买各种保健品，以为可增强孩子的抵抗力，其实不然。保健食品只适宜于特定人群食用，对生长发育迅速的儿童来说并不是最佳的食品。

某些保健食品确实对机体某些方面有积极作用，但人体只有处在一个各类物质均衡的状态中才能保持健康，单方面地强化某一方面的功能，势必打破机体的平衡，反而对健康不利。如现代生化研究证实，赖氨酸可以增加人体对蛋白质的利用率，对儿童的生长发育有促进作用。但大量摄入赖氨酸后，人们会食欲减退，体重不增，生长停滞，生殖能力降低，抗病力差，体内还会出现负氮平衡。因此不能一味地依赖保健食品。

处在正常生长发育中的小儿是否需要吃这些保健食品呢？许多专家们认为：正常发育的儿童只要不挑食、不偏食，平衡地摄入各种食物，那么他就可以均衡地获得人体所需要的各种营养物质，而无需再补充什么保健食品。从广义上讲，平衡摄取的各类食品就是有利于人体健康的保健食品。

当然如果一个孩子因长期患病而食欲低下，那么在他病后可以考虑给予一些相应的保健食品，但时间也不宜过长，可在专业医生或营养师等指导下购买和服用。至于含激素类的保健品，对儿童来说，绝非保健品，不可滥用，否则可致不良后果。

47 幼儿可以长期用“补品”吗?

有的家长爱子心切，一心想让自己的孩子健康又聪明，花高价买来各种各样的补品和疗效食品给孩子吃，像花粉、鸡胚制品、蜂王浆等名目繁多的营养液、口服液，有的甚至给孩子吃含有人参、鹿茸的食品和药品。

有人认为，补品是最有营养的东西，不管有病没病，吃些补品对身体总会有好处。其实不然，随便服用补品，有时不但不会滋补身体，反倒会损害身体健康。有的补品如蜂王浆等含有激素，长期服用可造成儿童假性性早熟。有的孩子吃了含人参、鹿茸的食品或药品燥热上火，口舌生疮、鼻子出血。有人见到孩子体弱消瘦，不思膳食，往往认为小儿体虚，需要大补，把各种营养品、滋补品一一用上，结果是“误补益疾”，体弱消瘦未能好转，又大伤小儿脾胃，疾病反而加重了。至于传统的保健品，如人参、鹿茸等补品，因为需要根据个人体质才能决定是否需要补给，因而应请中医专业人员指导。

没有疾病的孩子不需要吃药和补品，只要不挑食、不偏食，吃营养全面的平衡膳食就可以了。患病的孩子应去医院看病，在医生的指导下服用药品和调整膳食，家长千万不要擅自给孩子买药品和补品吃。

幼儿常见健康问题及防治

48 什么是小儿营养不良，如何防治？

营养不良是由于摄食不足，或食物不能充分吸收利用，以致不能维持正常的代谢，迫使机体消耗自身组织，出现体重不增或减轻、生长发育停滞、脂肪组织逐渐消失、肌肉萎缩的一种营养性疾病，严重时可引起全身各系统的功能混乱。其主要原因有：

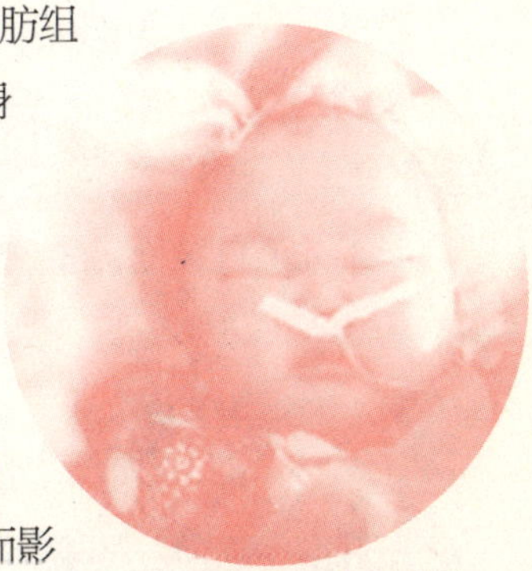

蛋白质营养不良至感染

- 膳食不当、摄入不足：断奶时断奶食品使用不当或突然断奶，婴儿不能适应或拒绝新的食品所引起的营养不良，并迁延至幼儿初期。食物搭配不当，含优质蛋白质高的动物性食物或豆制品过少。过早地跟成人进食同样的食物，而引起消化吸收不良所致。不良膳食习惯如严重偏食、零食及饮料过多而影响主食等。
- 消化系统疾病影响食物的摄取、消化和吸收利用。
- 慢性消耗性疾病：反复发作的肺炎、结核病、恶性肿瘤等。这类疾病由于长期发热、食欲不振、摄食减少，而消耗增加，从而导致营养不良。

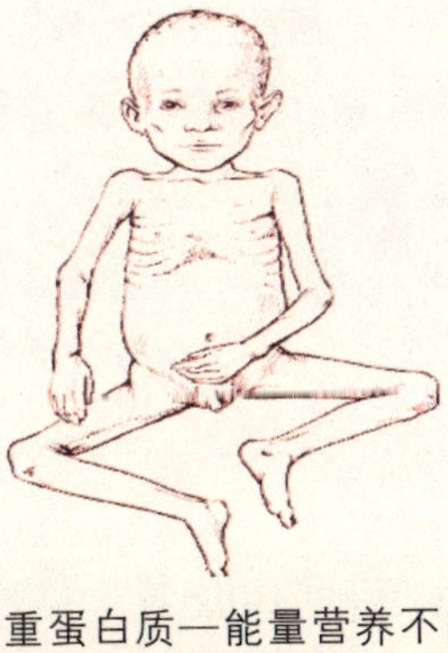

严重蛋白质—能量营养不良(marasmus)患儿示意图

防治小儿营养不良包括如下措施。

婴儿营养不良的预防 ①合理喂养：婴儿期应采用母乳喂养，对母乳不足者，应采用合理的混合喂养或人工喂养。随年龄增长，应补充各种辅食，包括富含各种维生素及矿物质，尤其是优质蛋白质的食物。②按时做好预防接种，以防止传染病的发生。及时诊治各种疾病和矫正先天畸形。③合理安排生活制度，使小儿有充足的睡眠时间。纠正不良卫生习惯，适当安排户外活动及锻炼身体，以增进食欲，提高消化能力。

幼儿营养不良的食物治疗 应遵照“循序渐进，逐步充实”的原则进行。根据幼儿营养不良的程度、消化能力的强弱及对食物的耐受性等情况，逐步调整膳食，补充营养物质，需在儿科专家或营养师的指导下进行。

49 如何判别小儿是否肥胖？

肥胖是由于机体内脂肪过度蓄积而引起的体重超过标准的一种疾病。幼儿肥胖不仅可影响小儿的健康，而且也可演变成为成人肥胖病，为今后发展成为高血压、心脏病及糖尿病“奠定基础”。

小儿肥胖多数是单纯性肥胖，因摄入的能量超过身体消耗而引起的脂肪堆积。这类儿童大多食欲好，不爱活动，长得胖乎乎的，皮下脂肪丰厚，均匀分布于全身及四肢，智力及性发育正常。

目前儿童肥胖尚无同一的标准，但一般来说，超过同身高儿童标准体重的20%就叫肥胖症。超重20%~30%为轻度肥胖；超重30%~50%为中度肥胖；而超重50%以上则为重度肥胖。计算方法如下：

$$\text{肥胖度（\%）}=\frac{\text{小儿体重}-\text{按身长计算的标准体重}}{\text{身长计算的标准体重}}\times 100\%$$

小儿肥胖多由下列因素引起。

膳食因素 膳食不均衡，导致摄入能量过多，多余的能量以脂肪的形式储存于体内所致。这些孩子普遍具有进食过多、进食速度快，喜欢吃高脂肪油腻的食物和甜食，饮料(含糖饮料)当水喝，不爱吃蔬菜等不良膳食习惯。

遗传因素 在肥胖儿童中，双亲和单亲肥胖的占六成以上，说明遗传在肥胖发生中所起的重要作用。

体力活动过少 不喜户外活动、每天看电视时间长。由于缺少活动，缺乏消耗，相对能量剩余。

其他 肥胖小儿出生体重的均值比健康小儿高。继发于其他疾病如甲状腺功能低下、肾上腺皮质功能亢进、垂体疾病、脑炎等，这类肥胖常伴有其他特殊症状，容易与单纯性肥胖区别。

50 小儿肥胖对健康有哪些危害？

⊙ 易引起成人期肥胖：幼儿期肥胖发展为成人肥胖的危险性比正常儿童高2~3倍。有30%~80%的成人肥胖者是从小就胖的。今天白白胖胖的小宝宝，明天极有可能成为“超级”大胖子。

⊙ 儿童肥胖与血脂：国外研究发现，动脉粥样硬化的发生从儿童期就已开始，甚至在新生儿动脉壁也能找到脂肪条纹（动脉粥样硬化的早期病变）。大约有25%的肥胖儿童血清胆固醇或甘油三酯超过正常，15%~20%血压偏高，提示单纯性肥胖儿童在幼儿期已有较明显的脂质代谢紊乱。另外，肥胖儿童导致2型糖尿病发生增加，目前在新诊断的儿童糖尿病病例中8%~45%为2型糖尿病，其中80%~90%属于肥胖或超重。10年中儿童2型糖尿病增长了6~7倍。

⊙ 肥胖儿童的体能和心理健康会受影响：由于肥胖，躯体内膈肌升高，直接影响儿童的呼吸系统正常工作，久而久之，儿童肺活量减少；由于儿童体形肥胖，必然会加大心脏供血负担而影响心功能，从而使肥胖儿童无法从事较强的体能活动，影响这些儿童日常的体育锻炼。再者，由于不能参加所有集体锻炼，且体形肥大而易受到来自其他儿童的流言飞语，将使肥胖儿童的心理发生改变，即常说的“不合群”；这样，将不利于这些儿童身心健康的正常发育。

⊙ 其他：肥胖儿心脏负荷比正常儿增加40%~190%，因而会继发性地出现心脏肥大。肥胖的小儿容易患下呼吸道感染、睡眠呼吸暂停、重度肥胖易患皮肤感染如疖疮、擦烂性湿疹和黑色棘皮症等，承重骨关节的发育异常如学步推迟，膝内、外翻畸形、扁平足等。

51 如何防治小儿肥胖？

儿童肥胖的预防

儿童和家长必须懂得，肥胖并不等于健康，必须认识肥胖所带来的危害。

⊙ 作好婴幼儿生长监测，定期进行儿童体检并作好评价，以及时发现婴幼儿和儿童生长发育是否异常。

⊙ 培养儿童健康的膳食行为习惯和生活方式。积极采取母乳喂养，婴儿食品不应过早加糖，不能把食物(尤其是糖果、糕点、巧克力等高脂高糖零食)作为哄骗、抚慰或奖励幼儿的手段。在婴幼儿喂养上采取“吃什么由父母决定，吃多少由小孩决定”的原则。减少父母对食物数量的控制，不鼓励儿童吃，也不强迫儿童吃。家里禁食的食品如油炸品应拿开，尽量家庭用餐，少去外面就餐。不能长期把饮料当水喝。

⊙ 尽早引导幼儿进行户外活动或其他体力活动。控制儿童观看电视的时间。2岁以下婴幼儿尽量不看电视，学龄前儿童观看电视的时间控制在1小时内，每次不超过半小时。每天进行一定量的户外活动和体育锻炼。

儿童肥胖的治疗

⊙ 膳食控制：必须做到膳食平衡，不偏食、不挑食。做到五谷杂粮为主食，低脂高蛋白食品适量吃，高脂高糖食物应少吃，蔬菜可任意吃的膳食原则。对吃得快、食量大的孩子，可先让其进食1~2两蔬菜或喝少量汤，以产生一定的饱腹感，减少能量摄入。以不含糖的饮料如矿泉水或白开水作为饮料。教育孩子放慢速度进食。

⊙ 增加运动和体格锻炼：肥胖小儿应坚持体育活动以增加能量消耗。少看电视，坚持晚饭后散步等促进户外活动。

⊙ 心理治疗：解除患儿思想顾虑，鼓励多参加集体活动，改变孤僻、怕羞的心理。

⊙ 继发性肥胖应及早去医院进行病因治疗。

52 怎样判定和防治小儿缺铁性贫血?

贫血是指人的血液中单位容积内红细胞数或血红蛋白量低于正常。通常，6个月~6岁小儿血红蛋白<110克/升，6~14岁血红蛋白低于120克/升，则判断为贫血。

造成贫血的原因是多方面的，最主要的原因是膳食中铁、维生素B_{12}、叶酸不足或吸收障碍所引起，其中缺铁性贫血是最常见的贫血。

预防婴幼儿缺铁性贫血应从孕妇抓起。孕妇要注意多摄入一些铁，尤其是在孕中后期，以满足胎儿在孕末期铁积聚的需要。乳母在整个哺乳期间都应注意多吃富含铁的食物。婴儿最好吃母乳，母乳中铁的含量虽不高，但母乳中铁的吸收率高于牛奶，故母乳喂养儿缺铁性贫血的患者较牛奶喂养儿少。婴儿4月龄后单吃母乳往往会出现缺铁性贫血，因此要及时添加含铁丰富的辅助食品。不论母乳喂养或人工喂养，约在出生4个月后每日都要加1~2匙菜泥或果泥，或维生素C 50~100毫克。出生5~6个月加铁强化奶粉、米粉，每日再单独喂1~2次菜泥、蛋黄、鱼肉泥、豆浆、芝麻酱等。出生7~9个月可喂肝泥、肉末、动物血等食物。幼儿要保证新鲜蔬菜、水果及肉类、肝类等的适量摄入。

轻度缺铁性贫血可通过膳食调整，中重度贫血还需进行药物治疗。贫血儿需进食含维生素B_{12}、维生素C和叶酸较丰富的食物，如绿叶蔬菜、水果、肝类、黄豆等。重者在医生指导下可直接补给叶酸、维生素B_{12}及维生素C等药品。服用这些药品，需注意不应与茶、咖啡等同时服用。还应采用蛋白质和铁较丰富的食物，如动物肝，动物血、肾、心、瘦肉、蛋及豆类。

贫血病儿胃酸缺乏多常伴有食欲不振、消化不良等症状，应注意膳食的调配，使食品的色、香、味俱全，容易消化。消化功能差的病人，可吃软饭，半流质食物或肉汁、肝汁、果汁等。

53 怎样防治小儿佝偻病？

小儿患佝偻病的病因主要是维生素D和钙摄入不足以及晒太阳不够，预防的方法是要多吃一些含钙和维生素D多的食物，并且每天户外活动1~2小时，阳光中的紫外线可使皮肤中的7－脱氢胆固醇转化成维生素D_3。

孕妇应注意多吃一些含钙丰富的食物，如牛奶、豆类、虾皮、芝麻等。并多吃含维生素D的食物，如蛋黄、奶油、肝类、鱼类等。但天然食物中所含的维生素D不多，孕妇靠一般的膳食往往很难满足自身和胎儿对维生素D和钙的需要，因此，在孕晚期可以每月口服维生素D 400国际单位，并可吃些钙片，并在户外适当晒太阳，以避免出现出生婴儿维生素D和钙不足的危险。

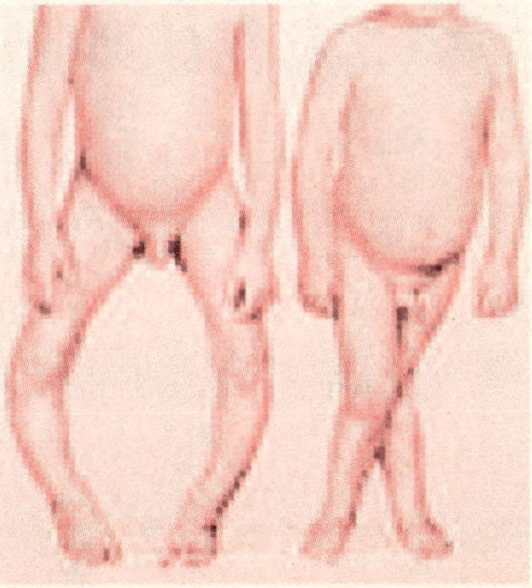
佝偻病 “X”、 “O”腿示意图

婴儿出生后应该用母乳喂养，早产儿或冬天出生婴儿出生后2周起就应开始服用维生素D，每日400~800国际单位，直至2周岁。北方冬春季节可给3~6岁儿童每日服用维生素D 400国际单位。如果儿童膳食中钙的含量不足，可给孩子服用一些钙片。鱼肝油中除维生素D以外，还含有维生素A，长期大量服用鱼肝油可引起维生素A、D中毒，服用鱼肝油或其他含维生素D的药物一定要遵医嘱，切不可随便加大剂量。

采取人工喂养的婴儿可以吃强化了维生素D、钙的婴儿配方奶粉、婴儿配方鲜奶。如果每天吃的奶中维生素D或钙的含量已经够供给量标准，就不必服用鱼肝油、其他维生素D制剂或钙片了。

54 如何判别和防治小儿缺锌？

锌是人体内重要的微量元素之一，对儿童正常生长发育起着重要作用。儿童缺锌的表现常见为食欲减退、味觉迟钝、嗅觉异常、异食癖、上腹疼痛、复发性口腔溃疡、皮炎、性成熟受抑制、细胞免疫功能低下、生长迟缓、精神萎靡等。但是，有些不是由缺锌引起的疾病也可表现出上述症状，反之，儿童由于缺锌程度轻，症状不明显，不易被察觉。

目前检查儿童是否缺锌，多采用测头发中的锌含量和测血液中的锌含量。有学者认为血锌对近期体内锌的变化较灵敏，而对长期或慢性因素引起的缺锌不如测发锌可靠。但由于影响发锌测定结果的因素很多，如头发易被含锌物质沾染，会影响发锌的测定结果。但血锌也可受很多因素的影响，如感染、膳食、肝肾疾病等。

因此诊断儿童是否缺锌，还应结合症状、体征及有无缺锌史来进行综合分析判断；若补锌后症状得到改善，也可说明有缺锌。

为了预防儿童锌缺乏，应经常给孩子吃含锌丰富的食品。动物性食品如肉、蛋、奶、海产品等，豆类及豆制品，干果类如花生、瓜子等，粗杂粮含锌较多，一般蔬菜、水果、粮食均含有锌。平时只要膳食合理安排好，做到膳食平衡，一般不会造成缺锌。

55 怎样防止补锌过量？

近年来兴起了补锌热，当家长遇到孩子稍有食欲不好就考虑可能是缺锌引起的，于是赶快到医院去检查孩子是否缺锌，或者去商店买些加锌的食品给孩子吃。由于盲目补锌，有时锌过量引起中毒。

小孩每日正常需要锌量为：6月龄以下1.5毫克，6~12月龄8毫克，1~3岁9毫克，4~6岁12毫克，7~11岁13.5毫克。若要补锌，必须在医生指导下进行，其剂量应小于每日每公斤体重0.5毫克 。

服药时间少于两个月可能较为安全，切忌盲目服用。应根据缺锌的原因和轻重度决定补充多少剂量和服药时间长短，在服药期间应观察其疗效，以调整治疗方案，这样是比较安全的，不至于补锌过多。另外，家长还应注意不要自己随便买添加锌的食品当补品，长期服用，这会造成锌摄入量过多。

56 如何判别和防治小儿缺碘？

碘是人体不可缺少的一种营养素，当摄入不足时，机体会出现一系列的障碍。判别小儿是否缺碘可进行尿碘测定。当尿样中碘含量低于5 μg/L时，就有发生碘缺乏病的危险。

补碘的主要渠道是通过食用碘盐，目前我国规定碘盐中碘的含量是每10克食盐含碘200~400微克；小儿碘每日的需要量3岁内50微克；4岁~11岁90微克。由此推算，小于1岁的孩子每日给予1~1.5克碘盐就能满足需要。

4月龄前以奶类为主要食物的孩子虽然不能从碘盐中得到需要的碘，但可从奶类中获得，据有关资料介绍，每100毫升母乳中含碘7微克；每100毫升牛乳中含碘21微克，所以孩子每天能吃到600毫升母乳或200毫升牛乳，就能达到碘的供给标准。4月龄以后开始加辅食，还可通过海产品、奶制品、肉蛋、蔬菜等食物补充，所以没有必要再额外补充碘制剂。为防止碘盐中的碘挥发，每次不要买得太多，并应装在有盖的容器中，菜炒到快熟时再放盐。

57 腹泻患儿的膳食应如何安排？

膳食营养治疗急性腹泻的原则为调整膳食，补充水及电解质。慢性腹泻因病情较为复杂，应在对症治疗的同时，注意对因治疗，切忌滥用抗生素。膳食营养治疗的具体方法如下：

急性腹泻　先调整膳食组成，轻症不得禁食，但要注意食物的选择，应停止高脂肪和难以消化的食物，如普通奶粉、奶酪、煮鸡蛋等。母乳喂养可缩短每次哺乳时间。人工喂养可先给米汤、稀粥、稀释牛奶、烂面条、苹果汁、苹果泥，由少到多，由稀到稠。重症患儿应禁食6小时，待病情好转后，恢复原来膳食。对脱水不严重，无呕吐或呕吐不剧烈的，可口服饮料或饮水补液。有条件的可使用医院的口服补液盐，无条件的可自制口服补液盐，方法是米粉50g和3.5g盐（相当于一平啤酒瓶盖量），再加1 000ml清洁水（相当于2瓶一斤装白酒瓶量或一啤酒瓶量），煮开后2~3分钟，冷却即可。对病情较重，有明显脱水的，宜到医院静脉补液。

慢性腹泻 调整膳食组成，除严重呕吐外，不应长期禁食。可选用易于消化的奶制品，如酸奶、脱脂奶、豆腐、淡鸡蛋羹、鸡蛋汤，不甜的饼干或点心、面包、软饭等食物。对反复吐泻，病情严重的，应去医院治疗，滴注复方氨基酸液等。

腹泻停止以后，可给孩子吃些软饭，如稀饭、烂饭、烂面条、面片，副食以清淡为主，如蛋羹、瘦肉丸子、鱼羹等。在这些菜里可加些葱或蒜，菜不要过咸，以减少刺激，水果中可适量吃些苹果，苹果有轻度的止泻作用。

58 幼儿经常便秘吃哪些食物好?

一般正常情况下，食物经过胃肠道消化吸收，剩下的残渣，经过24~48小时能排出体外。如果排便间隔时间过长，大便中的水分已被肠道过分吸收，大便就会干燥，甚至坚硬难以排出导致便秘。

由直肠或直肠的神经有缺陷，肛门狭窄、肛门裂等疾病因素引起的便秘需治疗原发病。由喂养不当引起的婴幼儿便秘，主要见于牛奶喂养或肉、蛋等动物性蛋白质过多，忽视进食水果、蔬菜等纤维含量丰富的食物。牛奶中有大量不易消化的酪蛋白，酪蛋白又很容易引起大便干燥。另外，水分摄入过少也可导致大便干燥。

⊙ 如果是膳食不足，应多增加食物量。母乳喂养儿一般不易发生便秘，如果发生了，首先应考虑是否喂养不足。牛奶喂养的小婴儿，因为牛奶比母乳不容易消化，含糖量也较少，所以容易发生便秘。那么可在牛奶中加糖8%（每100毫升奶中加白糖8克），因糖可在肠道发酵，使蠕动增加，大便较易排出。另外也应多喂些菜水、果汁。大婴儿已添加辅食及软饭的可每餐增加蔬菜，如藤菜、苋菜、芹菜、韭菜等。

⊙ 幼儿适当吃一点粗粮，特别是玉米和甘薯，这两种食物营养价值都比大米白面高，膳食纤维含量也高，既有利治疗便秘，也对身体很有营养。

⊙ 多喝水，多吃些对轻微便秘有疗效的水果，如香蕉。

⊙ 多让孩子运动，以促进肠蠕动，并养成定时大便的习惯。

59 小儿发热该吃什么？

孩子发热期间，应注意食用流质膳食，少食多餐，餐次不限。以下几种流质食物可供选用：

米汤 当米饭烧到六七成熟时，舀取上面的一层汤汁，然后加入适量糖和食盐即成。也可在煮粥的基础上，滤去米渣，加糖和食盐。应注意不要加碱。米汤本身的主要营养成分是水和糖类，另加糖和食盐是调味，并增加能量和无机盐。

牛奶 鲜牛奶不要稀释，按8%~10%加糖，煮沸即可。或以奶粉1匙加水4份的比例稀释，然后再按8%~10%加糖，煮沸即可；如果按重量稀释，奶粉与水的比例为1比8。

豆浆 豆浆500毫升，加食盐0.5克，糖30克，煮沸即成。若在豆浆中再加入淀粉10克则更好，加炒米粉也可以。

绿豆汤 将绿豆煮熟烂，捣成泥糊状，加糖和食盐即成。绿豆本身有清热解毒、消暑利湿的作用，在提供营养素的同时，还有治病疗疾的作用。

藕粉 先用凉开水调成糊状，再用沸水冲成适合孩子口味的流质状，加糖和食盐充分搅拌均匀。藕粉的主要营养成分为淀粉、无机盐及维生素。

西瓜汁 取西瓜瓤榨成汁食用。西瓜的主要成分是果糖、维生素和无机盐，有清热解暑、止渴利尿的作用。

鲜梨汁或鲜橘子 将鲜梨或鲜橘去皮、核后榨汁即成。两者维生素和无机盐的含量均很丰富，并有化痰止咳、生津滋阴的功能，故在发热伴咳嗽、多痰时选用较为合适。

退热之后，增加半流膳食，如大米粥、小米粥、面条、馄饨、蛋花汤、牛奶、豆浆、鸡蛋羹、富含维生素的水果等；仍少量多餐，多饮水，注意食物的色、香、味，增加食物观感等，2~3天后过渡到普通膳食，这样才有利于身体康复。

附一　中国居民膳食指南

本指南适用于6岁以上人群，共有10个条目。

1. 食物多样，谷类为主，粗细搭配。
2. 多吃蔬菜水果和薯类。
3. 每天吃奶类、大豆或其制品。
4. 常吃适量的鱼、禽、蛋和瘦肉。
5. 减少烹调油用量，吃清淡少盐膳食。
6. 食不过量，天天运动，保持健康体重。
7. 三餐分配要合理，零食要适当。
8. 每天足量饮水，合理选择饮料。
9. 如饮酒应限量。
10. 吃新鲜卫生的食物。

附二　中国居民平衡膳食宝塔

宝塔共有五层，每层代表一类食物。膳食宝塔中所标示的各类食物的建议量的下限为能量水平7 750KJ（1 800kcal）的建议量，上限为能量水平10 900KJ（2 600kcal）的建议量。

中国居民平衡膳食宝塔

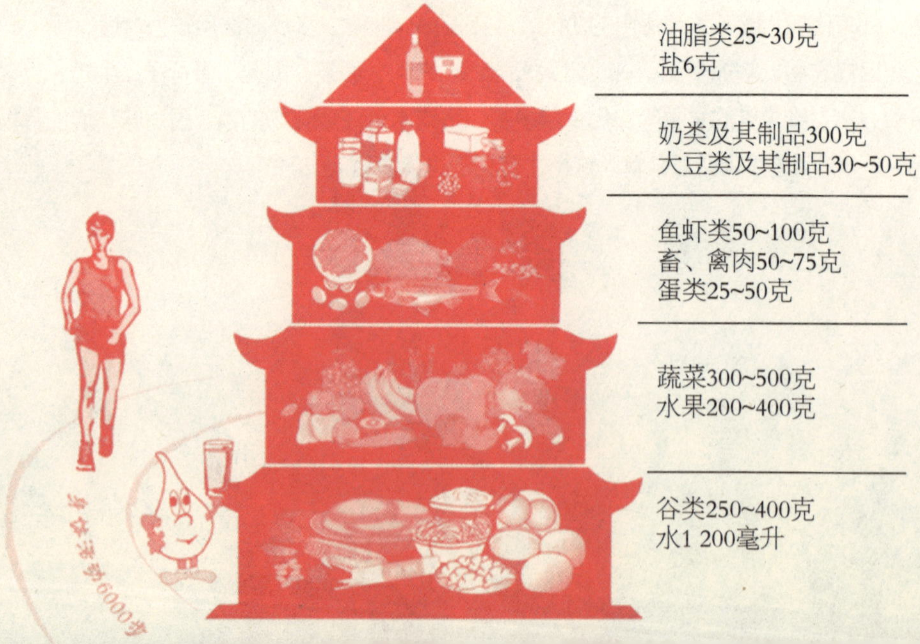
油脂类25~30克
盐6克
奶类及其制品300克
大豆类及其制品30~50克
鱼虾类50~100克
畜、禽肉50~75克
蛋类25~50克
蔬菜300~500克
水果200~400克
谷类250~400克
水1 200毫升
身体活动6000步

附三　孕早期妇女膳食指南

在一般人群膳食指南十条基础上，孕早期（孕1～12周）孕妇膳食指南增加以下五条内容：

1. 膳食清淡、适口。
2. 少食多餐。
3. 保证摄入足量富含碳水化合物的食物。
4. 多摄入富含叶酸的食物并补充叶酸。
5. 戒烟、禁酒。

附四　孕中、末期妇女膳食指南

在一般人群膳食指南十条基础上，孕中、末期早期（孕13周～分娩）孕妇膳食指南增加以下五条内容：

1. 适当增加鱼、禽、蛋、瘦肉、海产品的摄入。
2.. 适当增加奶类的摄入。
3. 常吃含铁丰富的食物。
4. 适量身体活动，维持体重的适宜增长。
5. 禁烟戒酒，少吃刺激性食物。

附五　中国哺乳期妇女膳食指南

在一般人群膳食指南十条基础上，哺乳期妇女膳食指南增加以下五条内容：

1. 增加鱼、禽、蛋、瘦肉及海产品摄入。
2. 适当增饮奶类，多喝汤水。
3. 产褥期食物多样，不过量。
4. 忌烟酒，避免喝浓茶和咖啡。
5. 科学活动和锻炼，保持健康体重。

附六　中国0~6月龄婴儿喂养指南

1. 纯母乳喂养。
2. 产后尽早开奶，初乳营养最好。

3. 尽早抱婴儿到户外活动或适当补充维生素D。

4. 给新生儿和1~6月龄婴儿及时补充适量维生素K。

5. 不能用纯母乳喂养时，宜首选婴儿配方食品喂养。

6. 定期监测生长发育状况。

附七　中国6~12月龄婴儿喂养指南

1. 奶类优先，继续母乳喂养。

2. 及时合理添加辅食。

3. 尝试多种多样的食物，膳食少糖、无盐、不加调味品。

4. 逐渐让婴儿自己进食，培养良好的进食行为。

5. 定期监测生长发育状况。

6. 注意饮食卫生。

附八　中国1~3岁幼儿喂养指南

1. 继续给予母乳喂养或其他乳制品，逐步过渡到食物多样。

2. 选择营养丰富、易消化的食物。

3. 采用适宜的烹调方式，单独加工制作膳食。

4. 在良好环境下规律进餐，重视良好饮食习惯的培养。

5. 鼓励幼儿多做户外游戏与活动，合理安排零食，避免过瘦与肥胖。

6. 每天足量饮水，少喝含糖高的饮料。

7. 定期监测生长发育状况。

8. 确保饮食卫生，严格餐具消毒。

图书在版编目(CIP)数据

宝贝营养/苏宜香主编. —北京：北京大学医学出版社，2008
（营养科普系列丛书）
ISBN 978-7-81116-619-4

Ⅰ.亲… Ⅱ.苏… Ⅲ.①胎儿-营养卫生②婴幼儿-营养卫生③胎儿-哺育④婴幼儿-哺育 Ⅳ.R153.2 R174

中国版本图书馆 CIP 数据核字（2008）第132796号

宝贝营养

主　编：苏宜香
出版发行：北京大学医学出版社(电话:010-82802230)
地　址：(100191)北京市海淀区学院路38号 北京大学医学部院内
网　址：http://www.pumpress.com.cn
E-mail：booksale@bjmu.edu.cn
印　刷：北京圣彩虹制版印刷技术有限公司
经　销：新华书店
责任编辑：曹霞　**责任校对**：杜悦　**责任印制**：郭桂兰
开　本：889mm×1194mm　1/24　**印　张**：7.25　**字　数**：203千字
版　次：2009年1月第1版　2009年1月第1次印刷
书　号　ISBN 978-7-81116-619-4
定　价　23.80元